缘术入道

——开启古典针灸之门

KAIQI GUDIANZHENJIU ZHIMEN

谭源生 著

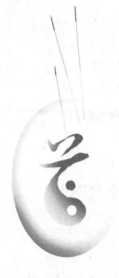

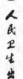

人民卫生出版社

图书在版编目（CIP）数据

缘术入道：开启古典针灸之门 / 谭源生著 . —北京：人民卫生出版社，2014

ISBN 978-7-117-19861-5

Ⅰ. ①缘… Ⅱ. ①谭… Ⅲ. ①针灸学 Ⅳ. ① R245

中国版本图书馆 CIP 数据核字（2014）第 244685 号

人卫社官网 www.pmph.com	出版物查询，在线购书
人卫医学网 www.ipmph.com	医学考试辅导，医学数据库服务，医学教育资源，大众健康资讯

缘术入道——开启古典针灸之门

著　　者：谭源生
出版发行：人民卫生出版社（中继线 010-59780011）
地　　址：北京市朝阳区潘家园南里 19 号
邮　　编：100021
E - mail：pmph @ pmph.com
购书热线：010-59787592　010-59787584　010-65264830
印　　刷：北京汇林印务有限公司
经　　销：新华书店
开　　本：850×1168　1/32　印张：6
字　　数：150 千字
版　　次：2014 年 12 月第 1 版　2019 年 1 月第 1 版第 4 次印刷
标准书号：ISBN 978-7-117-19861-5/R·19862
定　　价：28.00 元

打击盗版举报电话：010-59787491　E-mail：WQ @ pmph.com
（凡属印装质量问题请与本社市场营销中心联系退换）

序一

谭源生，我们都亲切地叫他小谭，是有智慧、有前途的青年。他谦虚而善于学习，尤其善于向老人学习，我们老一辈的同志如王雪苔、李维衡、沈志祥、刘保延、黄龙祥都很喜爱他。

2006年他来世界针灸学会联合会（简称世界针联）工作，一直勤勤恳恳，任劳任怨，负责学术部，同时挑起了针灸国际标准化的大梁，为世界针联的发展增添了生命力和创造力。同时，世界针联也为他提供了一个非常好的平台，可以轻松见识到各式各样的针灸流派，这为他提炼古典针灸学的基本原理提供了很好的素材。

《缘术入道——开启古典针灸之门》这本书虽小，却是对古典针灸的高度概括，是古典针灸理论上的一次重要梳理，凝聚了他自己和前人的智慧。难能可贵的是，这本书道与术并重，理论与实践密切结合，在针灸发展继承与创新的特殊时期，我相信这本书必然会对针灸学的发展产生一些正面的影响。

通过这本小书，我们看到针灸事业的发展后继有人，也看到针灸事业的前途一片光明。乐为之序。

世界针灸学会联合会主席
邓良月
2013年6月9日

3

"道"与"术"、"古典针灸",正是我近年苦苦思索,不断求证的问题,不用说读到《缘术入道——开启古典针灸之门》这一书名时,我内心的惊讶和激动,它让我知道在这个世界上,关注并思考这类问题的,至少还有另一个人。特借此机会将自己这些年在这方面的困惑、思考与探索简述如下,希冀能引起更多同道更多的关注。

1. 与中国古代重道轻术相反,如今人们生活在一个重术轻道的世界,这从我们日常熟悉的术语变化即可真切地感受到:医道→医术(如今人们赞扬医生说"医术高明"),针道→针法(人们赞扬针灸医生说"针法精湛""穴法神妙"),书道→书法,茶道→茶艺,剑道→剑术……在这种大背景下,大多针灸人大多时候已然不知"针道"为何,古道淡出视界而新道尚未建成,针灸学面临着无道可循的时期。临证时各是其说,各炫其能,何病何时用何法何术,皆不的确,全凭经验与习惯。

2. 道有什么用? "针道"之于"针术"犹如"道"之于"车",车的功能再强大,如果没有车道,或道不合适,车的功能也无法发挥,必定跑不快,跑不稳,跑不远,最终成为一堆废铁。所谓"道之不存,术之难行",多年对于中国针灸学术史的研究,使我比他人更清楚:历史上有多少针法、针术以及临床经验由于缺乏相应针道的承载而消亡。如今,新的针术、针法不断涌现,如果既不能被现行的理论框架容纳,又不能构建出新的理论以承载,这些一夜间涌现的新术新法,大多也会在一夜间消亡。

3. 与中国针灸类似的疗法,在世界其他国家也曾出现过,为什么针灸学只诞生在中国?因为中国针灸有道可循,不断前行!而且,未来中国能不能继续成为针灸学发展与传播的中心,依然取决于道而不是术!

4. 什么是针灸之道?几千年来的针灸之道,是一个不断发现人体疾病与健康的控制"开关"位置、相互关系,以及不同种类"开关"调控方式的过程。

5. "道"与"术"的互动与循环:什么样的"道"才能推动"术"的发展?我在《黄龙祥看针灸》一书中多次提到一个思想实验:假设几十年前的人们,面对一盏声控灯,如何才能发现它的开关及其控制方式?开始必然是盲目的、偶然的,拍手灯亮、拍门灯亮、跺脚灯亮、踢门灯亮、摇铃灯亮、你喊叫"亮"灯也亮。如果持"拍手亮灯"法者构建一个"拍手之道","跺脚亮灯"法者构建"跺脚学说",各法各派都为各自的经验构建出相应的理论假说,形成一条条孤立的小道,这样的道无助于术的发展与进步。直到有一天突然发现,不论用什么方式,只要你发出的响声超过一定的分贝,灯就亮,真正破解出这盏声控灯的秘密——掌握了事物的规律,这时便能构建出一条能够说明各法各术的大道,只有这样的道才能极大地推动术的进步与发展!

6. 我在《黄龙祥看针灸》一书中将针灸比之于音乐。音乐有古典音乐、流行音乐之分。提到"古典音乐"人们会想到"成熟""样板";然而,如今人们提起"古典针灸",大多会联想起"传统""落后"。只是当外国人或西医生一次次从"古典针灸"中发掘出宝物时,或当代科技最新发现引发人们对"古典针灸"的某一理论与实践重新认识时,针灸人便陷入一次次的尴尬,然而短暂的尴尬之后依然是对"古典针灸学"的漠视。

7. 什么是"古典针灸"?简言之,是指那些经历时间长河的淘洗,众多流派的应用,不断成熟而成为典范,至今仍表现出很强的生命力的针灸体系。

8. 古典针灸与当代针灸最大不同在于诊疗理论体系。针灸穿着方药诊疗模式这双不合脚的"鞋"已经走过了半个世纪,我们需要穿新鞋驰新道。十多年前,当我在公开场合明确指出现行针灸诊疗理论与实践严重脱节的方枘圆凿现象时,几乎无人理解,更无人认同。2008年,当我在南京举行的"针灸标准化实践与理论探索"会议上再次做"针灸诊疗规范的历史与逻辑"的主题演讲时,已得到与会专家的普遍理解。

我专心做理论研究已整10年,还没有一本针灸理论专著,不是太忙,也不是太懒,而是太难。而令我如此为难的"古典针灸学"，以及"针灸之道"的探索，却赫然出现在谭源生新书书名中，急切地翻阅，书中从针灸学最根本的问题，到古典针灸学关键的理论命题，一直说到具体的临床应用，留下了一个个坚实而清晰的探索印迹，成为理解"针灸古道"的一个个路标，也是诠释"道与术"、"古典与现代"的生动实例。所有这些，令我从中感受到前行动力的同时，也感受到一种无形的压力——如果我还坚持写《古典中国针灸学》或《经络理论文本溯源与重构》，应当达到怎样的高度才拿得出手，才对得起读者？如果真有一天，读者能够看到这两本书或其中一本的话，在我看来首先应当感谢谭源生以及他的这本《缘术入道——开启古典针灸之门》！

中国中医科学院首席研究员

黄龙祥

2014 年 6 月

目录

11

12

第一章

题解

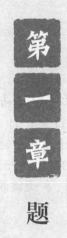

几乎每个拿到这本书的读者，心里可能都会冒出这么几个问题：什么是针灸？什么又是古典针灸？谭源生何许人也？我为什么要学习古典针灸？本书将逐一解答，并带领您思接千古，一探古典针灸的奥秘，在习得针灸知识的同时，享受健康，开启智慧。

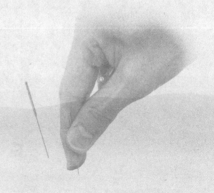

针灸的定义

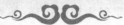

　　针灸在中国已有超过三千年的历史,中国人或多或少都听说过针灸,途径多种多样,或小说,或电影,或朋友介绍,或亲身体验。可是,在一般人中,对针灸的认识,除了神秘,还是神秘。只用针,甚至是只用一根针,不用药,就能让抬着进来的患者,走着出去,多少有点像神话,多少有点超越了我们的认知。

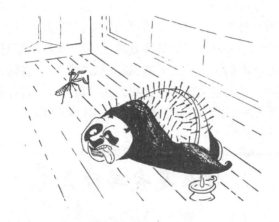

　　事实上,针灸疗效的确十分神奇,而针灸本身却一点也不神秘。针灸治病常常能够做到立竿见影,用行话说就是"效如桴鼓",其原理却非常简单,您如果仔细阅读本书,在治疗某些疾病和症状上,您自己都能取得意想不到的效果。

　　这里首先给大家介绍一下针灸治病的原理,扫一扫武侠小说里的奇幻色彩。请您跺跺脚,捶捶桌子。跺脚,您可以感到地板震动,要是用力过猛还会感到腿脚发麻;捶桌子,桌子会咚咚响,手也会隐隐作痛。为什么呢? 很简单,您给地板一个作用力(刺激),地板就会有反作用力(反应),同时,反过来地板给您一个反作用(刺激),您的脚也会有反应。反应是一切物质都具备的基本属性,人是生物界高度进化的产物,对这种反应特性更是给出了最丰富的诠释,外界给予人体不同的刺激,人体就会做出不同的反应,正是由于这种特性保证了针灸的神奇疗效。

此时,再来看各式各样的针灸,无论是针刺、艾灸、拔罐、刮痧,还是电针等,其实都有一个共同之处,就是给予身体一个刺激,人体产生反应,进而进行自我调节,达到预防和治疗疾病的目的。从这里可以清晰地看到,针灸是专门研究如何刺激身体、刺激身体哪些部位的学问。针灸就是这么亲切,并不是那么高深莫测。

如果给针灸医学下一个简单的定义,那就是:通过在人体一定部位给予一段时间的某种刺激,激发人体自我康复能力,调整身心状态的医学。亲爱的,如果您之前学习过针灸,建议参看"附一 针灸定义探索",让我们共同来深入探讨针灸。如果您是零基础,那更好,咱们轻装上路,继续前行吧!

什么是古典针灸

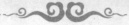

何谓古典针灸? 古典是针对现代而言的,古典针灸是区别于现代针灸的体系,而现代针灸又有两层含义,一层是指现代各大专院校教授的针灸,一层是指世界范围内正在形成的完全不依赖于传统经络概念的所谓现代针灸学,如干针疗法。

有过科班学习经历的针灸大夫,多少都有这样的体会,就是即使严格按照教科书上的理法方穴进行临床操作,也时常不能取得预期的效果。针灸学教科书部分存在理论与实践脱节的问题,已经成为业内共识。欲立先破,无论是针灸临床家,还是理论家都在苦苦思索。

笔者在中国中医科学院针灸

Tips:干针疗法,是指西方人学习中国针灸后,不以中国针灸传统理论为指导,而是在现代医学理论指导下,应用针灸针进行针刺的方法。这既区别于中国的针灸,又与西医注射均含有液体不同,命名为干针疗法(dry needling)。

研究所就读硕士期间,有幸在导师黄龙祥教授的悉心指导下,先后参与了国家级重大课题《穴典》的编撰、国家标准《经穴主治》和国家标准《经穴部位》的研制等,有机会系统学习古典文献,并且把握其中的发展脉络。在学习过程中发现,古代针灸基本上因袭前代,新创极少,基本来源于《黄帝内经》,同时惊人地发现:当今教科书的针灸,与古代的针灸相差极大! 那么,到底从什么时候开始,古代针灸出现了变化,导致了当今的针灸与古代针灸的差异? 带着这个问题,我开始了对民国时期针灸学历史的研究。在研究中发现,古今针灸演变主要在于民国时期,也就是说,当今的教科书式针灸,产生不过百年。

当我找到症结所在,通过古今对比,逐渐明白了古典针灸与现代针灸的区别,发现古典针灸更为系统和理论上的自洽,毅然放弃了对现代针灸的苦攻,专注于《黄帝内经》的研读。"书读百遍,其意自见",此诚不我欺也,醉心于《黄帝内经》,即使我对古典针灸只是初窥门径,也不得不感叹《黄帝内经》古典针灸系统的严谨,具有极强的临床指导意义。倘若谁能够真正掌握《黄帝内经》针灸精髓,可以说是苍生一大医,人间一福祉。因此,我不揣浅陋,依然要抛砖引玉,广而告之。

　　众所周知,针灸起源于中国,绵延三千年的历史,可是,20世纪以来,随着针灸的国际化,在世界范围内产生了众多的新形式,其中最为典型的是完全不依赖于经络、穴位的干针疗法,可以说,除了医疗工具还是针灸针外,在理论上与古典针灸没有任何联系。这些新的方法都号称自己是现代针灸学,急急建立新的理论体系,似乎现代就是先进的代名词。

　　然而,笔者认为这类所谓的现代针灸学有一个非常重要的缺憾,就是割裂了与古典针灸学的联系,只知道从现代医学吸取发展的营养。这其中的缘由,可能是由于现代医学的确有客观、标准等优良特性,易于理解和掌握。但更可能的是,由于文化的断裂,优美的文言文,对于现代人已经变得文辞古奥、文理艰涩,现代人鲜有涉足古典针灸学的研究,即使涉足也多是浅尝辄止,以致古典针灸学历经辉煌数千年,却在最文明的时代被尘封。失去古典针灸理论滋养的针灸学,在海外孑孑然只剩下针灸针这个工具,不得不投靠西医学,悲乎!

　　事实上,任何创新必然是建立在继承的基础上的,古典针灸学尚有大量宝藏,有待我们去挖掘。这些宝藏是中国先人们用自己的生命换来的经验和教训,是智慧的结晶,弥足珍贵。从临床的角度而言,古典针灸是经得起检验的。从理论的角度而言,古典针灸一定会给整个医学体系提供有益的启发。

　　毫无疑问,事物总是向前发展的,古典针灸也会成为针灸史上的一页,我也丝毫没有螳臂当车、逆历史潮流而动的冲动,只是,我认为现在还必须弘扬古典针灸,才能继往开来。

谭源生自我介绍

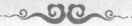

　　"师者,所以传道授业解惑也"。老师是桥梁,帮助大家胜

利抵达彼岸。如果大家不能脚踏实地，就会心里发虚，那么就不敢迈步，就很难顺利到达彼岸。因此，笔者想自卖自夸，做个自我介绍。

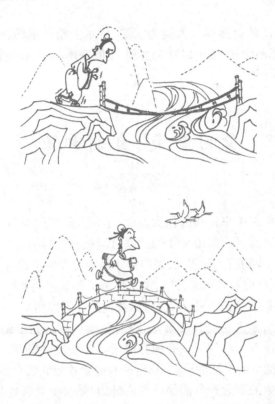

我是湖南人，祖传中医第十代，2002年毕业于湖南中医学院针灸系，2006年硕士毕业于中国中医科学院针灸研究所，师从著名针灸学者黄龙祥教授。受家庭的影响，从小就特别喜好传统文化，大学期间成绩优秀，提前一年毕业，5年大学4年读完，成为湖南省高校"弹性学制"提前毕业第一人。2006年至今，在世界针灸学会联合会负责学术工作，在此期间，与国际顶级针灸专家交流机会良多，获益匪浅。

充分结合家学与学院派的长处，刻苦钻研《黄帝内经》，发现并逐渐形成一套独特的古典针灸诊疗方法,取得良好的临床效果。著有《度量疼痛》、《实用针灸歌赋》,所创古典针灸理法在日本《针灸杂志》以"谭先生古典针灸入门"为题连载7期。

以让针灸造福全人类为宏愿,学术上精益求精,追求真理,矢志不渝;生活中以社会为师,不断锤炼品格,提高精神境界,和光同尘。

学习针灸,自利利他

针灸是中华民族的伟大发明,是先人们留给炎黄子孙的一笔宝贵财富。2010 年 11 月,联合国教科文组织将"中医针灸"列入非物质文化遗产,说明针灸得到了世界人民的关注和认同,可喜可贺。可是,试问多少炎黄子孙享受到了祖先留给我们的遗产? 享受到了针灸带给我们的健康福利?

健康是人生的核心资本,没有健康一切都是虚幻,没有健康就没有了一切。只有拥有健康才能实现梦想,只有拥有健康才能享受生活的乐趣,只有拥有健康才能成就幸福人生。应用针灸的观念和方法保持身心健康,是每个老百姓最切实可行的健康解决方案!

亲爱的读者,只要您好好研习这本书,通过学习针灸,自己的健康就多了一份保障,就能为亲朋好友服务。当然,这个"服务"并非都要大家满腔热情地去到处"抓人"扎针,只要传播正确观念,帮助建立一个正确认识疾病的态度,就善莫大焉。

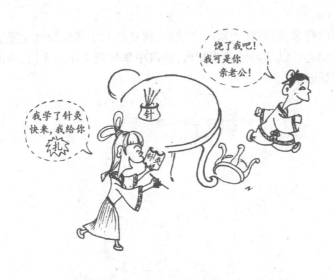

开启智慧之门

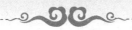

　　针灸是一门技术，一门很有意思的技术，是一门人人都能学会，人人都能从中受益的技术，至少是健康层面，但是，如果仅仅将针灸当作一门技术，多少有点买椟还珠之憾了。中华传统文化，很多人都用博大精深来形容，可是，对于很多人来说，都不得其门而入。对于传统文化的学习，为什么难得其门呢？其实，不是门难找，也不是缺乏好向导，而是缺乏信心。因为，传统文化的学习，常常都需要多年的浸淫，方能初见成效，方能得其门而入。没有信心，谁愿意耗费那么多的时间呢？况且，还有西方文化的种种"短平快"的竞争。针灸是中华传统文化的优秀代表，又号称见效最快的医疗技术，在这个快节奏的时代，恰恰能够满足人们急迫的心理需求。真心希望针灸立竿见影的疗效，能够让大家树立信心，树立起对中华传统文化坚实的信心。以学习针灸为契机，开启中华传统文化的大门，通向智慧彼岸。

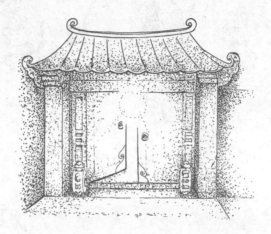

第二章

易用难忘

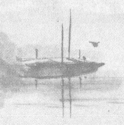

说到学习针灸,绝大多数人立马就会说:"针灸是很好,可是我学得会吗?"我经常会开一些业余爱好班,很多学员直到开课那一霎那,仍然在打问号,"针灸我学得会吗?"看到这种迷离疑惑的眼神,我都会给予肯定的答复:"只要放下心中成见,按照古典针灸的思路,一定能学会!"因为,古典针灸易用而难忘。

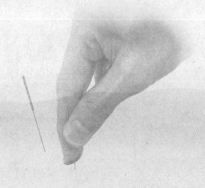

慈悲的祖先

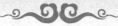

> 黄帝问于岐伯曰：余子万民，养百姓，而收其租税。余哀其不给，而属有疾病。余欲勿使被毒药，无用砭石，欲以微针通其经脉，调其血气，营其逆顺出入之会，令可传于后世。必明为之法，令终而不灭，久而不绝，易用难忘，为之经纪。异其章，别其表里，为之终始。令各有形，先立针经。
>
> （《黄帝内经·灵枢》）

文如其人，以心品心，不难体会《黄帝内经·灵枢》作者的悲悯，不难体会祖先对子孙跨越时空的爱恋。

"终而不灭，久而不绝"，是古人的伟大预想，他们做到了。斗转星移，时空变换，经历了两千年的陶冶，针灸穿越了文化的界限，已经在全世界传扬，成为世界非物质文化遗产。

"易用难忘"——《灵枢》作者似乎已经考虑到了后人学习针灸的畏难情绪，因此在写作时，对自己提出了高标准、高要求，一定要"易用而难忘"，后人才肯学习，方能脉脉相传，不绝其缕。

前人栽树，后人乘凉，祖先的一念心慈，数千年后依然泽被子孙。今天，我们只要沿着祖先古典针灸道路，继续前进，就能深刻体会到针灸的"易用与难忘"。

说了那么多，估计依然有很多人难以置信，针灸会易用而难忘？针灸那么多穴位，那么多的复杂手法，怎么可能易用难忘？光是记忆几百个穴位，就不知道要死多少脑细胞了，怎么可能易用难忘？

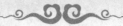

法明是关键

的确，人体中穴位众多，公认的正经穴位就有 361 个，此外还有大量的经外奇穴，随着针灸理论的发展，又涌现了许多全息新穴，如耳穴、手穴、足穴等，如果把所有的经穴、奇穴与新穴加起来，恐怕总数要超过一千。您如果有兴趣，把这些穴位标注在人体上，就会看到人身处处都是穴位，密密麻麻。对

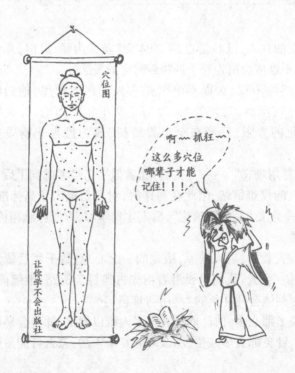

于非专业人士来说,准确记忆这些穴位的位置和功能,确实是强人所难。这是很多人对针灸望而却步、失之交臂的一个重要原因。可是,我们是否问过,学习针灸是否真需要记忆这么多穴位?学习针灸是否真需要记忆穴位?

事实上,针灸医生在临床过程中,真正用到的穴位,不过百个,并且具有很强的规律性。也就是说,即使我们要记忆穴位,也并不是什么困难的事情。

更为重要的是,如果能够了解古人发现穴位的方法,确定穴位的原理,正如《灵枢》所言"必明为之法",那么就能执简驭繁,就可以不为穴位所绊。甚至自己也可以发现,命名新的穴位。

因此,学习针灸的重点将是明了针灸的基本原理,是针灸之道,而不是执着于一穴一术,只有这样,才能本立而道生,古人常常说起的"大道至简"方有落处。

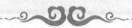

功夫在诗外

针灸根植于中华传统文化,是中华文化的奇葩,中国人学习针灸有着得天独厚的文化条件。中国人的日常生活,处处包含和体现了中华传统文化,只是日用而不知罢了。比如东方人习惯于用筷子,就体现了一阴一阳之谓道的观念,这种观念,已经习惯成自然,已经深深地融入我们的血液里。

古人学习作诗,都会强调"功夫在诗外",意思是说,不要执着于学诗而学诗,而要从生活中去学诗,同样的道理,只要能够从生活中去学习针灸,那么,就能将自己的人生阅历,转化为学习针灸的雄厚基础,可以说,您有多大年龄,就已经学习了针灸多少年,因为针灸的基本原理与日常生活的哲学别无二致,只是从未有人为您提起。

先人既然对自己提出了"易用难忘"的要求,自然要说到做到,自然要付诸实践,自然要兑现。且让我们拭目以待,看先人是如何创造一套易用难忘的针灸医学体系。

第三章

是动则病

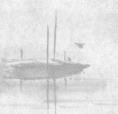

"悬丝诊脉"经常出现在古装戏中,人们叹为观止,殊不知,在中医针灸体系中,还有比切脉更为神奇的诊断方法,那就是望诊,所谓望而知之谓之神。

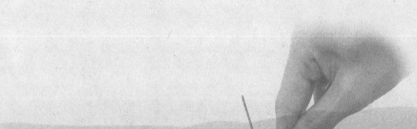

2011年12月，我去世界卫生组织总部考察，刚下飞机，鬼使神差的，素不相识的房东接机不算，还要请我去中餐馆吃饭，后来才知道在日内瓦吃中餐，价格不菲。中餐馆里多数都是华人，所以说话不免随意，旁边一桌美女，听说我是中医，就要请我给她们看病。人生地不熟，也不好驳人家面子，况且都是善良的美女。其中一位美女把手一伸，就让我给她诊脉。我一看她手，心中就有数了，把不把脉已经不那么重要了，因为她有便秘的标记——大鱼际血络，当我一下就说出她便秘的毛病时，当场就被我征服了，接下来我在日内瓦创下了一点点名气。其实，望诊并不特别困难，只需要掌握是动则病的核心思想，你也能做到望而知之。

是动则病

是动则病是一种思想。

是——指示代词；这，这里，这个的意思。

动——变动，变化，变异的意思。

病——出现问题的意思。

> **Tips**：这一段您只需要快快地浏览，重点看解读。

对于针灸医学的诊断而言，判断疾病出现的病位是第一位的，而是动则病的思想，恰恰是指引找到病变部位的最重要思想。是动则病的思想，运用到针灸的诊断中，意思是"这里（某部位）出现变动，就是出现了问题"。

诊断的核心集中为对"动"的判断，因为动则病，不动则常。一般而言，传统的针灸借助的是人体的最基本感官（相信随着科技的进步，针灸的诊断将发生巨大变革)，主要通过望切问来收集资料,分析判断人体的功能状况。

一眼望去,无非是形色。因此,通过望经络所过区域的形状变化和颜色变化就能知道是否出现疾病。形状的变化,可以分为大小、长短、凹凸、变形等,颜色的变化,可以分为深浅、斑点、血管、变色等。如果某处出现形色变化,就是"动",是动则病。

应手处,酸麻胀痛,软硬虚实,诸般感觉随心而生。切诊在于医生的手感与患者的体感,凡医者手触及的地方,患者产生种种异常感觉的,即是"动";凡医者触及的地方,体会到手下种种异常感觉的,均为"动",是动则病。

一问一答,病者诉难情于医,医者循经而定病位。问诊的过程是主体与客体的结合,也是主观的客观化。患者主观感受的感觉,医生无法体会到,只能通过患者的口陈述给医生,陈述的过程就是客观化的过程,患者与医生的交流,就是信息从主体(患者)转移到客体(医生)的过程。客体接收到信息后,通过经典(规律)的记载,判断属于哪一条经络的病候,就知道哪一条经络出现变动,是动则病。

是动则病是一种思想,不仅仅应用于针灸的诊断中,生活中无处不可以运用,不循常理是变动,不蹈常矩是变动,运用之妙,存乎一心尔。

是动则病解读

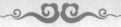

茫茫然,看到"是动则病"4个字,似懂非懂,接着又是一段文白夹杂的经文,更是一头雾水。不急,且听我慢慢道来,自然拨云见日,豁然开朗。

整个针灸体系,可以用两个字来概括,那就是"诊疗",所谓诊就是诊断,疗就是治疗。诊断是治疗的前提,在整个医疗行为中,至关重要。而针灸诊断,遵循一个总思路就是"是动则病"——如果身体某处出现变动,就是这条经络出现了问题。在"是动则病"诊断思想的指导下,通过望切问三诊来发现具体的变动,也就是用眼睛去看,与患者沟通,用手去探查,这三种方式。

望诊,望什么?主要是观察人体不同部位的形状和颜色变化。通过望形状和颜色的变化来判断一个人先天的禀赋和后天的修养。例如,如果耳朵又小又薄,是动则病,那么就是先天肾禀赋不足,因为肾开窍于耳。相反,如果耳朵比常人的大而厚实,这也是变动,是动则病,说明这个人先天肾的功能比较好。从这个例子,可以看到,是动则病这个病字,只能做有问题解,不能简单地解释为疾病,因为,既可以是疾病,也可以不是疾病,既可以是坏事,还可以是好事。下面略举数例,解释望诊的用法。

望大小

这是一个真实的案例。当年,有5个同事同住一套三居室,三个女孩两个男孩。有两个女孩住一间房,其中有个女孩总是要等她的同屋睡下,亲自把窗户关好,房门锁上,才能睡觉,如果同屋回来得晚,她就一直等着,绝不先睡。如果同屋不回来,就整宿不睡。如果其他人都出去了,她是决计不肯在那住的。我就非常纳闷,套间里住的都是同事,大家关系都挺好的,为什么睡觉还是这么没有安全感呢?一顿胡思乱想,百思不得其解。

终于,有一天不小心看到了她的玉足,我的妈呀,就像发现新大陆一样兴奋,她的第四趾,只有她小趾的一半大小!足第四趾归属于胆经,一个人的胆量和胆经密切相关。她的第四趾小于常人,意味着先天禀赋不足,一切疑问顷刻都不见了。

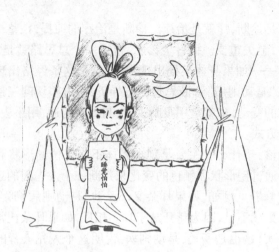

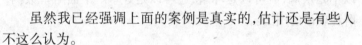

望长短

　　虽然我已经强调上面的案例是真实的,估计还是有些人不这么认为。

　　下面再举一个足第四趾的例子,让大家体会一下大千世界,无独有偶,如图 3-1:

　　显然,足第四趾偏短,说明足少阳胆经先天素质比较差。

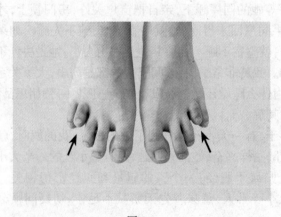

图 3-1

事实上,这个案例,还有足少阳经明显的颜色变化,伴随很多足少阳经的病证。

　　既然是望长短,除了变短,自然也有变长的。比如,足第二趾长,如图3-2,这种情况非常常见,这说明此人的足阳明经先天有余。一般来说,这种人不容易得胃病,即使得了胃病,也比较容易治疗。

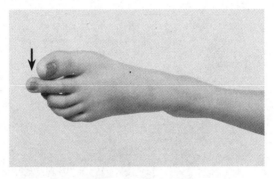

图3-2

　　脚趾有长短变化,手指是否有变化呢? 当然有,如图3-3,手小指短,反映了心经先天不足。其实这种变化,比比皆是,大家不妨把玩把玩自己的手,再品鉴品鉴别人的手。

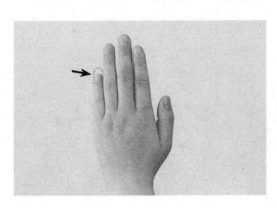

图3-3

望凹凸

　　且看图 3-4，图中足背外侧隆起的小山包，那就是"凸"起。与作息不规律和精神压力大相关，最常见于昼伏夜出，生活节奏混乱，爱好玩游戏的夜猫子一族。因为，这个区域属于足少阳胆经。

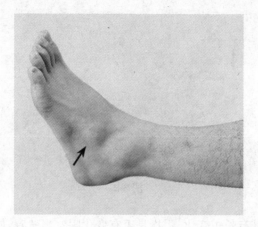

图 3-4

　　同样是凸起，图 3-5 则说明肾阳不足。

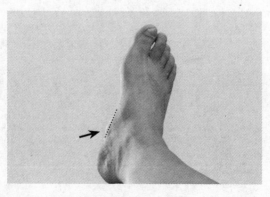

图 3-5

现代人似乎有无穷无尽的精力,工作时忙忙碌碌,闲暇时忙着玩 iPod、iPhone、iPad,总之眼睛一刻不能闲着、耳朵一刻不能闲着、心一刻不能宁静,比资本家剥削还厉害。须知人的精力是有限的,这样造成一个极有意思的现象,就是六味地黄丸家喻户晓,补肾的广告铺天盖地。您是不是广告的目标客户,是否肾虚,且看看自己的脚。图 3-6 中所指部位为足少阴肾经,凹陷,说明"不足"。

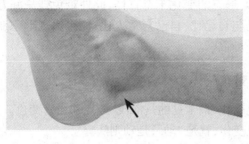

图 3-6

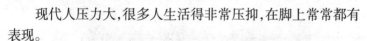

望变形

现代人压力大,很多人生活得非常压抑,在脚上常常都有表现。

如图 3-7,足大趾明显外翻。或许有人会说,这是由于穿

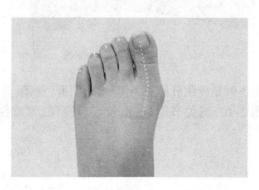

图 3-7

鞋穿成这样的,但是,请您仔细想一想,要是鞋这么挤脚,您还会买吗?

在针灸中,足大趾内侧和外侧是两条不同的经络支配,外侧是足厥阴肝经,由于足厥阴肝经长期受到刺激,导致外侧肌腱收缩,拉动足大趾外翻。您如果有心,善于观察,有条非常流行的短信——"表面很风光,内心其实彷徨"的描述,是很有群众基础的。

望诊,形态的变化千奇百怪,此处难免挂一漏万,核心总归是自己与自己比,自己与常人比,如果出现形态变化,那么就是"是动则病"。

望颜色变化

颜色变化,最常见的是深浅、斑点和血管变色。如果某处出现颜色变化,就是"动",是动则病。

如图3-8,足少阴肾经一条白线,说明肾虚。

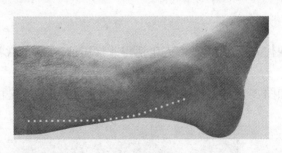

图3-8

如图3-9,足厥阴肝经一条黑线,说明肝经瘀阻。

如图3-10,腕关节附近,血管颜色变深,常常提示睡眠障碍。

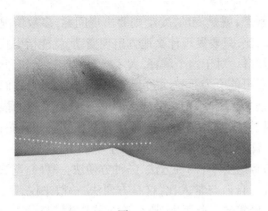

图 3-9

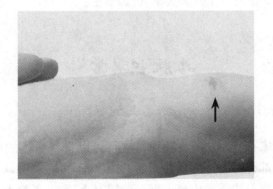

图 3-10

知常达变

　　学习针灸，有个无法跨越的问题必须解答，那就是针灸是怎样诊断疾病的？而"是动则病"思想正是要解答这个问题。如果人身体健康，那么就处于常态(也叫阴阳平衡)，一旦脱离了这个常态,就是变动,变动则要出现问题,多数情况下就是生病。因此,只要发现什么地方出现变动,就能指引找到出现疾病的经络。对于这个解释,大家一般都能接受和理解,但细心的读者可能会发现这个过程似乎不完整,因为我们没有描述什么是"常态"。因此,古典针灸关于诊断完整的描述应该是"知常达变,是动则病",否则"动"从何来?知其然,知其所以然,了解了"是动则病",还应该了解"知常达变"。

"知常达变"有两种方法,一种方便法,一种究竟法。自己与自己比,自己与常人比,这是方便法,一般来说,已经够用。但是,如果您是专业医生,那么常常需要掌握究竟法。下面是我训练学生的一个方法实录,供您参考。

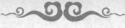

以脉识"常"

大家都比较熟悉西医的诊断,可以看到西医的各种诊断结果都有一个正常值作参考。这个正常值,就可以当作是"常"。西医的正常值是根据一般情况下,对大多数人进行检测得到的,是统计的结果,西医的"常"具有群体对照性,对多数人,在大多数情况下适用。而此处的知"常"达变是个性化的"常",是动态的,因人而异的,却又是"恒常"的。举一个望诊中的小例子,望血管。究竟什么样的是正常的呢?是粗一些,还是细一些?是突出一些还是平坦一些?是颜色深一些还是浅一些?答案很简单,也很不简单,就一个字——神。常脉(血管)因人而异,形状可粗可细,颜色可深可浅,有的突出,有的隐藏,但凡有"神"者则为常,反之为动,为变。有神,就是血管的"恒常",即对每个人各种情况下都通用的常。那么如何理解、体会恒常呢?

在继续学习"常"之前,先强调一下手指敏感的重要性。针灸诊疗过程中,有时对手指的敏感性要求比较高,如十六点法、循经探查、进针、行针等。要了解"常"可谓方法众多,但是为了一举两得,既能体会"常"又能训练手指敏感性,脉法就成为不二之选。更何况,很多人都是脉法的发烧友,以脉识常,可谓一举三得。

接下来就开始学习脉法。请端坐,伸出左手,屈肘,掌心向胸,右手绕到左手外侧,然后,用右手中指沿左手拇指根部向肘关节方向下滑,摸到一个凸起骨头,将中指安放在该处,然后排放食指和无名指,拇指和小指放于舒适的位置。手指放好之后,掌心向上,双手放松下落于舒适的位置,如图3-11、图3-12。深呼吸3次,静下心来,排除杂念,像练瑜伽静坐一样,细心体会一下,你感觉到脉的跳动了吗?

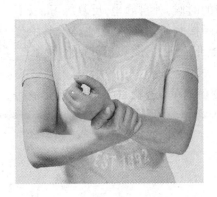 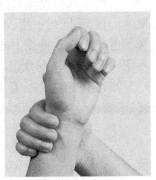

图 3-11　　　　　　　　图 3-12

现在练习的脉法是寸口脉法,是脉法中最常用的一种。寸口脉分为三部分,食指对应人体上部,称为寸脉;中指对应中部,称为关脉;无名指对应下部,称为尺脉。好,对脉法有了大致了解,现在就请跟随我进入脉诊之旅最神秘的部分,体会恒常,体会知常达变。

请大家静下心来,全身放松,细心体会手指下的感觉,体会脉象的一往一来,仿佛水流,一波接着一波。心中默念:不大不小、不快不慢、不浮不沉、缓和有力。每个人只要活着,脉象中就一定有正常的部分,那个正常的部分就是我们要体会的"恒常",即脉中"不大不小、不快不慢、不浮不沉、缓和有力"的部分。您是否感觉到脉跳动得越来越从容,越来越缓和?心中默念"不大不小、不快不慢、不浮不沉、缓和有力",细心体会指下的感觉。

心中默念"不大不小、不快不慢、不浮不沉、缓和有力",细心体会指下的感觉。

默念"不大不小、不快不慢、不浮不沉、缓和有力"。

"不大不小、不快不慢、不浮不沉、缓和有力"

……

反复数次。

您也可以在夜深人静的时候,独自静坐,反复练习,以不同的力量,不同的手指,不断揣测何谓常脉,细心体会其中蕴含的道理。一霎那,您体会到了,明白了,以后就彻底明白了,所谓一灵独觉,不与众谋。

知常,就能达变,有变就有病,这就是"知常达变,是动则病"。

第四章

阴阳学说

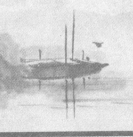

学习了是动则病，我们已经了解一招半式，但不可以出去连蒙带骗走江湖，要想真正赢得别人的尊重，必须进一步学习。中国的传统文化都与易经脱不了干系，而易经的精髓是阴阳，万丈高楼平地起，那么，就让我们一起来学习阴阳吧。

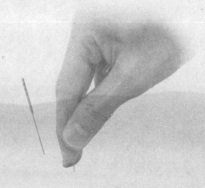

> 天下皆知美之为美,斯恶已,皆知善之为善,斯不善已。故有无相生,难易相成,长短相形,高下相倾,音声相和,前后相随。
>
> 《《老子》》

Tips：千百年来,阴阳学说作为针灸的经典理论,一直存在,然而,当前的主要问题是面对古人的经典琅琅上口,却不能正确理解;面对古人的智慧,深知至宝,却不得其法,终不能受用。

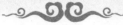

智慧的结晶,日用而不知

就像大厦必须有地基一样,任何一门学科都有其最基本的理论,毫无疑问,古典针灸学也有,那就是阴阳学说,脱离了阴阳学说,古典针灸将不复存在。提起阴阳二字,中国人常常会浮想翩翩,阴阳先生,算命、看相、批八字,甚至是装神弄鬼,总归是两个字——神秘。似乎阴阳高不可攀,遥不可及。其实不然,阴阳学说不但不神秘,而且每个人日常生活中自觉不自觉都必然会用到。

美丑、善恶,大小、长短,前后、左右,对错、是非,这一对对范畴,无不是阴阳的体现,人们每天说的"不",更体现了阴阳学说的精髓——分别。

中国古人很早就深刻地体会到这个世界是分别的世界，分别只在阴阳，所谓太极生两仪，那么认识世界最简单的方法，就是阴阳的认识论。事实上，计算机的发明，从实践的角度论证了阴阳学说的正确性。计算机的语言是二进制，是0和1，也就是阴和阳，通过0和1不断地组合与演化，现实世界基本上都能够在计算机中高仿模拟。看3D电影，心随影动，甚至都有点分不清是自己是在看电影，还是在电影里。

中国是个崇尚阴阳学说的国家，自古至今从未改变，随处都可以看到阴阳的影子，太极、围棋、书法、脸谱、龙凤，不一而足。阴阳的观念已经深深地镌刻在我们心底，流淌在血液里。比如说，珍稀动物众多，为何熊猫脱颖而出成为国宝？憨态可掬固然是其重要原因，恐怕黑白的气质，深深地切合了中国人根深蒂固的阴阳观念，这一点更为重要。

遗憾的是，古人虽然洞悉了世界的本质就在于阴阳运动，不断总结，不断升华，形成了具有重要指导意义的阴阳学说，留下了永恒的经典《易经》，但是，我们这些后学依然懵懵懂懂，难别阴阳。

知其落处，方有受用

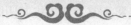

大道至简，诚不我欺，知其落处，方有受用。人们常常说"大道至简"，越是简单的，越实用，越有用，越好用，事实的确如此，已经遍受检验，很多人也都深有体会。可问题是，世界纷纭复杂，怎样化繁为简呢？阴阳学说，就是祖先留给我们破盘丝、斩乱麻的慧剑。

一分为二，化繁为简

世界是阴阳运动的产物，那么就可以用阴阳的思维来认识和分析世界。阴阳的本质属性是分类，而最基本的分类形式，就是一分为二。无论事物多么复杂，总可以一分为二，这就是将阴阳落到实处。通过分类，以及继续细分，就能使纷繁复杂的事物明朗化。也就是说，当您遇到棘手问题，不知从何下手时，就应该祭出一分为二的法宝，首先将整个事物分为两大类。恰如古人看到复杂的人体，怎么办？一分为二，分表里，分脏腑，分经络，无不是一分为二。

一分为三，执两用中

中国，崇尚"中"的国度。中从何来，有对乃有中。一分为二的分界，是为中。因此，一分为三，实属一分为二的特殊情况。但是，理论来源于实践，反过来就能指导认识客观世界。比如我们要透过人的面相，来把握身体大致情况，如何能够？这个问题不可谓不复杂，复杂问题怎么办？用阴阳的法宝，此处我们一分为三。将整个面部一分为三，如果上中下三部比例和谐，说明身体精气神的分布匀称，倘若某人前额宽广，说明身体上部精气神分布充足，常常思路敏捷，倘若某人下巴短小，则多见下部精气神不足的症状，以此类推。

一个圆圈中间一条竖线，这是一分为二。但是中间这条线既不属于左，也不属于右，是中间，如果把中间拉宽，就成为一分为三，如图4-1。

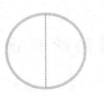

图 4-1

应该说阴阳学说的核心在于应用，只有将理论自觉地融入到实践中才能体现其价值，事实上，当前网络上阴阳论述泛滥，但是，多数就理论谈理论,纸上谈兵,很难落到实处。

　　阴阳最基本的应用就是一分为二。当古人面对复杂事物时,用一分为二的方法,打破混沌不可认知的状态,甚至是循环使用这种方法,多次进行"一分为二"。人体是一个高度复杂的系统,如何来认识人体的疾病,如何来治疗人体的疾病,古人都是应用了阴阳学说。事实上,常常是只要对复杂事物进行简单地一分为二,事物就具备了规定性,很多问题的答案也就脱颖而出了。例如,古人首先将人体分为表里,具备了位置的规定性,同时也对重要性进行了规定,里重于表。表或者里,都是巨系统,依然高度复杂,以体表为例,古人又基于对人体实际特征的观察,将体表分为阴经和阳经。又如,时间上,古人将疾病的出现分为先天和后天,新病和久病。虽然古代并不知道什么叫基因,但是,由于从时间上的这种分类模式,决定了古人也能很好地认识实践中存在的遗传病,甚至可以找到一些解决方案。

> **Tips:** 以下内容是前人的总结,供大家参考。其实,如果您真掌握了阴阳的精髓,也可不用看,所谓无招胜有招,不过,这往往需要一个很长的过程。在没有深入骨髓之前,借鉴前人的经验,也是智慧的表现。

阴阳学说的基本内容

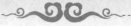

一、阴阳的含义

　　阴阳,是一对哲学范畴,是对相互关联的某些事物、现象及其属性对立双方的概括。明代著名医家张景岳在《类经·阴阳类》中对阴阳含义有一高度的概括："阴阳者,一分为二也。"一分为二可谓高度概括、抽象,揭示了阴阳学说的本质。在一分为二的过程中,阴阳学说将运动的、外向的、上升的、温热的、明亮的、无形的、兴奋的归属于阳,将相对静止的、内向的、下降的、寒凉的、晦暗的、有形的、抑制的归属于阴,这是事物属性的基本规定性。一分为二,既可表示相反相成的两种事物、现象及其属性,也可表示一种事物内部存在的对立的两个方面。

二、阴阳之间的相互关系

古人通过不断实践,归纳出阴阳之间的相互关系共有五个方面,分别是交感相错、对立制约、互根互用、消长平衡和相互转化。这是古人的智慧结晶,熟练掌握则可以成为认识事物的捷径。

1. 阴阳交感相错

阴阳交感相错,是指阴阳二气在运动中的相互感召交合,即阴阳之间的相互作用。任何事物或现象,都包含着阴和阳相互对应的两个方面,阴阳双方的相互作用,是自然万物得以发生发展和运动变化的前提条件。早在先秦时期,荀子就指出:"天地合而万物生,阴阳接而变化起"(《荀子·礼论》)。《素问·天元纪大论》也指出:"阴阳相错,而变由生"。这里的"合""接""错",就含有交互作用之意。自然界万物的生生化化,是以天之阳气和地之阴气的交感相错,天之阳气下降,地之阴气上升,相互发生作用为前提条件的,诚如《素问·天元纪大论》说:"在天为气,在地成形,形气相感而化生万物"。人类生命的形成,也源于阴阳的交感相错,《易传·系辞传》云:"男女媾精,万物化醇"。不仅新的生命起源于男女之交媾,而且在生命的整个过程中,也有赖于自身阴阳两个方面的相互作用和相互维系。

阴阳交感相错，是对阴阳两方面不断相互作用的概括。阴阳两者只有不断发生交互作用，才会进一步呈现出对立制约、互根互用、消长平衡、相互转化等特性或趋向。因此，阴阳交感相错也是阴阳之间一切运动变化的前提。

2. 阴阳对立制约

阴阳对立制约，是指相互联系的阴阳双方，彼此间存在着差异或相互斗争、互相抑制和相互排斥的关系。

阴阳的对立关系是宇宙中普遍存在的规律，伟人毛泽东可谓深谙其道。任何事物或现象都存在着阴阳两个方面，这两个方面始终处在差异、对抗、抑制、排斥之中。阴阳对立制约可分为两个层次：一是阴阳双方是相对的、有差异的，如上与下、天与地、内与外、气与血等，都具有相对的属性；二是指在属性对应的同时，还存在着相互制约、排斥的趋势，两者呈现出你强我弱的态势，如寒与热、动与静等之间都存在着相互抗争、相互制约的关系。又如以自然界季节气候的变化为例，《素问·脉要精微论》说："是故冬至四十五日，阳气微上，阴气微下；夏至四十五日，阴气微上，阳气微下"。这里的"四十五日"，是指从冬至到立春，或从夏至到立秋。冬至一阳生，所以从冬至到立春，阳气逐渐上升，阴气逐渐下降，至夏季则阳气盛极，阴气伏藏。夏至一阴生，所以从夏至到立秋，阴气逐渐上升，阳气逐渐下降，至冬季则阴气盛极，阳气伏藏。如此循环，年复一年。

阴阳双方的相互制约既不可太过，也不可不及。否则，阴阳的动态平衡遭到破坏，在人体就会发生疾病。若阴阳双方中的一方过于亢盛，则过度制约另一方而导致其不足，即《素问·阴阳应象大论》所说的"阳胜则阴病，阴胜则阳病"。若阴阳双方中的一方过于虚弱，则无力制约另一方而导致其相对偏盛，即通常所说的"阳虚则寒""阴虚则热"。

3. 阴阳互根互用

阴阳互根互用，是指相互对立的阴阳双方相互依存、相互

蕴藏、相互资生,而互为根据的关系。这种关系具体体现于以下三个方面:

其一,阴阳互根。即阴阳双方相互依存,每一方都以相对一方的存在作为自己存在的前提和条件,任何一方都不能脱离另一方而单独存在。如上为阳,下为阴,没有上就无所谓下,没有下也就无所谓上。寒为阴,热为阳,没有寒之属阴,就无所谓热之属阳;反之亦然。这些都说明阳依存于阴,阴依存于阳。

其二,阴阳互藏。相互对立的阴阳双方中,任何一方都包含着另一方,即阳中有阴,阴中有阳。宇宙中任何事物都含有阴和阳两种属性不同的成分或势力。《类经·运气类》说:"天本阳也,然阳中有阴;地本阴也,然阴中有阳,此阴阳互藏之道"。根据阴阳互藏的道理,事物和现象的阴阳属性不是绝对的,属阳的事物不是纯阳无阴,属阴的事物也不是纯阴无阳。一般地说,表示事物属性的成分占绝对大的比例并呈显像状态,而被寓含于事物或现象内部不显露的成分所占比例较小,它虽不能代表事物的属性,但具有重要的调控作用。

其三,阴阳互用。即阴阳双方在相互依存的基础上,还具有相互资生、促进和助长的关系。如云雨的形成过程就充分体现了自然界的阴阳互用关系。"地气(属阴的地面水湿)上为云"的过程,是借助阳热之气的蒸化,而"天气(属阳的空中水气)下为雨"的过程,要有阴寒之气的凝聚。可见,云与雨,天气与地气的往复循环过程,就是阴阳相互促进、相互为用的过程。所以张介宾说:"阴不可无阳,阳不可无阴"(《质疑录》)。人体的兴奋(属阳)与抑制(属阴)过程也是如此。正常的兴奋是以充分的抑制作为补偿的,这就是人们常说的充分睡眠才会有旺盛的精力;反之,只有充分的兴奋才能有效地诱导抑制,所以人们常说高效劳动才会有高质量的睡眠。

4. 阴阳消长平衡

阴阳消长平衡,是指对立互根的阴阳双方处于不断增长和消减的运动变化之中,并在彼此消长的运动过程中保持着动态平衡。

阴阳消长变化的形式无非两类:一是互为消长,即此长彼消,或此消彼长;二是同消同长,即此长彼长,或此消彼消。

(1)阴阳互为消长:由于阴阳双方的对立制约,当某一方增长时,会使对方受其制约而引起消减,即此长彼消;反之则为此消彼长。如四季的气候变化,从冬入春至夏,气候从寒冷逐渐转暖变热,这是阳长阴消的过程;由夏至秋及冬,气候由炎热逐渐转凉变寒,这是阴长阳消的过程。昼夜晨昏及机体生理功能的变化也是如此,白天阳气盛而阴气偏衰,机体的生理功能以兴奋为主;夜晚阴气盛而阳气偏衰,机体的生理功能则以抑制为主。可见阴阳的互为消长,总是一方的消伴随着另一方的长,或者一方的长伴随着另一方的消。

(2)阴阳同消同长:由于阴阳双方的互根互用,当某一方增长时,可促进和资助另一方也随之增长,即此长彼长;反之则为此消彼消。如以气血关系为例,气为阳,血为阴。在生理情况下,气能生血、行血、摄血,促进着血液的生成和维持其正常运行;血能载气、养气,血的充沛又可资助气充分发挥生理效应。病理情况下,若气虚不能生血,可导致血虚;血虚不能养气,又可导致气虚,最终呈现出气血两虚。在这里,前者表现为阴阳同长,后者表现为阴阳同消。

5. 阴阳相互转化

阴阳相互转化,是指相互对立的阴阳双方,在一定条件下可以向其各自相反的方向转化,即阴可以转化为阳,阳可以转化为阴。

由于阴阳双方本身相互蕴含,互为其根,阴中蕴含着阳,阳中蕴含着阴,双方相互倚伏着向对立面转化的因素,所以在一定条件下事物内部阴与阳的比例及主导地位发生颠倒,而呈现出事物阴阳属性的相互转化。另外,阴阳转化作为阴阳运动的一种基本形式,又是在不断的消长运动过程中实现的,阴阳消长是其转化的基础。如果说阴阳消长是一个量变过程的话,那么阴阳转化则是在量变基础上的质变。因此阴阳的相互转化,一般都出现在事物消长运动变化的"物极"阶段,即所谓"物极必反"。

阴阳相互转化的现象是普遍存在的。自然界中,"日中则昃,月盈则食";夏热至盛则凉,冬寒至极则温,是最为常见的阴阳转化现象。人体生理过程的兴奋与抑制、情绪和智力的高涨与低落等,也都呈现出相互转化、交替的过程。疾病过程中表证与里证、寒证与热证、虚证与实证的转化,也是常见的阴阳转化现象。因此,事物的发展只要超过了一定的"度",达到了关键点,就可能向各自的对立面转化。

综上所述,阴阳的交感相错、对立制约、互根互用、消长平衡、相互转化,从不同侧面揭示了阴阳之间的相互关系及其运动规律,表达了阴阳之间的对立统一关系。它们不是彼此割裂的,而是相互联系、相互影响的。其中,阴阳的交感相错是事物发生、发展和变化的根本原因。阴阳的对立制约和互根互用说明了事物之间既相反又相成的关系,并由此构成了阴阳自和的能力,即阴阳自我调节、自动维持和自动恢复其协调平衡状态的能力和趋势。阴阳的消长和转化是阴阳运动的形式,消长是在阴阳对立制约、互根互用基础上表现出的量变过程,阴阳的转化则是在量变基础上的质变。

第五章

经络学说

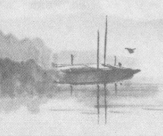

您有没有想过，自己如果穿越回到了伏羲时期，那时还没有医学知识，更没有医生，有的只是日行月运，生老病死，您会不会生出悲悯之心，刻苦探索人体奥秘，为人们减少病痛？好，不管您以前是从事什么专业的，现在您成为医学始祖的机会来了。婀娜少女在此，怎样用阴阳的理论武器来认知。而这总会让我想起，那些可爱的佛学院的学生，每次我提这个问题的时候，他们总会有人自告奋勇地回答，首先把人分为肉体和精神。因此，我要限定一下，仅限于肉体的划分。您一定要尝试一下，别急着注下看，因为，说不定您一不小心就发明了经络。

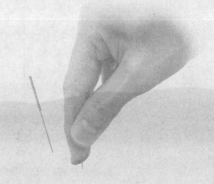

坊间关于经络的书籍,恐怕唯有汗牛充栋才能形容。可是,有多少读者能够真正看懂经络,运用经络进行诊断和调理,不得而知。不过,从我身边朋友反馈的意见来看,有一点是比较明确的,就是大家都觉得经络太复杂,根本记不住。我是个慵懒的人,凡事追求简化,在此也将另辟蹊径,以求符合古人"大道至简"的标准。

> **Tips**:经络本无难,一体十二分,巧用二分法,阴阳再三分,识得大梗概,经络已全形。过关节,明起止,配官窍,连脏腑,如链之穿珠,岂不易哉!

十二经络分布

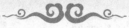

如果说学习经络分布,只需要记忆一个公式和一个口诀,您信不信?

这个公式是 $2×2×3=12$,口诀是:阳明太阴在前,少阳厥阴在中,太阳少阴在后。$2×2×3=12$ 说的是人体十二条经络的体表分布,分别采用一分为二,再次一分为二,和一分为三的方法。下面请您边读边比划。

首先,身体直立,双手自然下垂,手心向内,然后,想象有一个小太阳绕着身体旋转。想一想体表哪些地方能被太阳照到,哪些地方不能被照到?您会发现大部分体表都被照到了,只有上肢内侧面、下肢内侧面和脚底没有被照到。那么,将能被太阳照到和不能被照到的地方,区别开来,这就是第 1 次一分为二。不能被太阳照到的地方为阴经,能被太阳照到的地方都属于阳经。也就是说,手臂内侧、腿内侧和足底等区域为阴经,其他部位均为阳经。第2次一分为二是指上肢和下肢分开来,上肢的经络为手经,下肢的经络为足经(以后我们会学到同名阳经的联系非常紧密,所以可以认为头颈和躯干部为手足阳经所共有)。

接下来,再运用一分为三的方法:

手臂自然下垂,掌心向内,拇指向前,将手臂内侧面分为前中后三等分,分别对应三条阴经,外侧也分为前中后三等分,分别对应三条阳经。由于手臂自然下垂无法拍照,我们将手臂外展平举起来,上中下三等份恰好与前中后等效。那么,上肢六条经络就分配完毕了。

如图 5-1,光线从正面照射过来,哪些部位不能被照射到呢?

如图 5-2,光线从后面照射过来,能够照射到的部位均属于阳经。

如图 5-3,光线从侧面照射过来,不能被照射到的部位,均属于阴经。

上肢部经络分配,如图5-4,可以分为上中下三个区域。

再看下肢部经络分布,先看阳经,记住就是刚才太阳能照见的区域,分为前中后三个区域,当然,这里的中实际上指的是外侧面。接着看阴经,如图5-5,下肢内侧面可以分为前中后三等分,分别对应三条阴经。

最后剩下头颈与躯干部

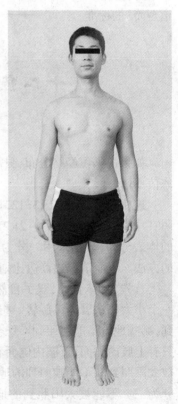

图 5-1

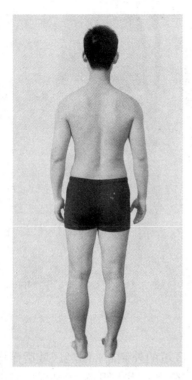 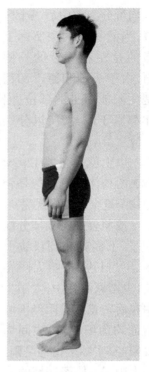

图 5-2   图 5-3

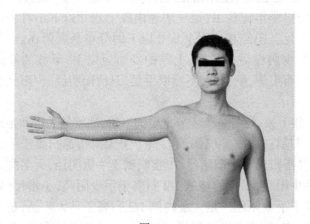

图 5-4

位均可分为前中后三个区域，当然这里的中实际上指的是左右两旁的外侧面，由于头颈和躯干部都是太阳能照见的部位，因此都属于阳经，所以分别对应三条阳经。

以上就是公式 12=2×2×3 的具体含意。您是否记住了这个分配模式呢？

按照公式将人体分配完了，下面就轮到口诀上场了。口诀：阳明太阴在前，少阳厥阴在中，太阳少阴在后。意思是阳经区域前面均为阳明经，中间为少阳经（实际上指的是阳经区域的外侧面），阳经区域后面均为太阳经。阴经区域的前三分之一为太阴经，阴经区域的中三分之一为厥阴经，阴经区域的后三分之一为少阴经。但是，请注意，牢牢记住了，足三阴经内踝上八寸以下不符合这个规律，足三阴经在内踝上八寸以下的分布是厥阴在前，太阴在中，少阴在后。最后，上肢的经络冠以手，下肢的经络冠以足，而头颈、躯干部，不冠以手足，只称阳明经、少阳经或太阳经。

接下来，还有一个十分重要的事情，那就是手指和足趾的经络归属。如图 5-6、图 5-7，整个手大拇指都归属于手太阴经，食指归属于手阳明经，中指归属于手厥阴经，无名指归属于手少阳经，小指的桡侧 1/2 归属于手少阴经，小指尺侧 1/2 归属于手太阴经。足大趾内侧 1/2 归属于足太阴经，足大趾外侧 1/2 归属于足厥阴经，第 2、3 趾归属于足阳明经，第 4

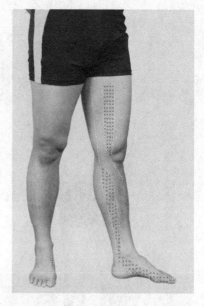

图 5-5

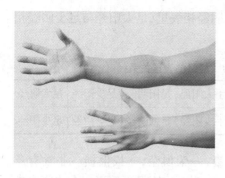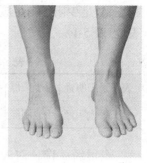

图 5-6   图 5-7

趾归属于足少阳经,足小趾归属于足太阳经,足底归属于足少阴经。

此外,还有一个特例,那就是头顶不属于阳经,而归属于足厥阴经。您别问我为什么,说实话我也不知道,古人就是这么规定的,临床实践证明的确是如此。倘若,有一天您知道为什么,请别忘了与大家分享。

十二经络的关系

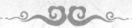

学习了十二经络的分布,接下来就要了解经络之间的关系。古典针灸规定,十二经络中存在下面三种基本关系。

表里关系

古人根据经络分布的位置,以及功能上的相关性,将位置上相对的经络称为表里经。

手阳明经与手太阴经相表里,手少阳经与手厥阴经相表里,手太阳经与手少阴经相表里;相应的足阳明经与足太阴经相表里,足少阳经与足厥阴经相表里,足太阳经与足少阴经相表里(表5-1)。

表5-1　经络的表里关系

表	手阳明经	手少阳经	手太阳经	足阳明经	足少阳经	足太阳经
里	手太阴经	手厥阴经	手少阴经	足太阴经	足厥阴经	足少阴经

　　表里经就像一对夫妻,一荣俱荣,一损俱损。非常有意思的是,在表里经的关系中,阴经比阳经更重要。在临床中常常表现为阴经出现问题,对应的阳经一定出问题,而阳经出问题,阴经未见得出问题。换句话说,阳经实际上从属于对应阴经,正如《黄帝内经·素问》所言:"阴在内,阳之守也;阳在外,阴之使也。"

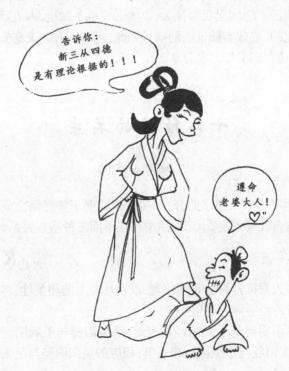

同名经相通关系

相信您已经发现,十二经络中,手和足都有同名经,比如手少阳和足少阳,手太阴和足太阴。

同名经中,同名阳经关系尤其紧密,所以在临床实践中,手阳明和足阳明通称阳明,手少阳和足少阳通称少阳,手太阳和足太阳通称太阳。

同名阴经关系相对而言,没有阳经那么紧密,但是,同名阴经常常功能接近,互相影响。

五行关系

在十二经络中,还存在着另一种关系,那就相互间的制约平衡关系。在古典针灸中,称之为五行关系。五行关系是维持身体自稳平衡的最重要机制,相对而言也是比较复杂的。鉴于本书是古典针灸的初级读本,此处不赘述五行关系。

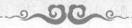

经络与脏腑的关系

古人云:经络内属脏腑,外络肢节。外络肢节,已经进行了详细论述,那么体腔内部脏腑与经络的关系如何呢?

严格的说,每条经络与全身所有脏腑都互有关系,但是,关系有疏密,每条经络都有与之关系紧密的脏腑,就如同一个公司内部,不同部门之间关系有疏密。为了方便大家记忆,有必要将经络划分为三大系统,即太阴、厥阴、少阴系统。

如果允许近似正确的话,经络系统还可以和现代医学进行——对应。

太阴系统,对应现代医学的呼吸、消化系统。

其中,手太阴系统(含手阳明)对应呼吸系统,包括鼻、咽、喉、气管、支气管、肺等器官。

足太阴系统(含足阳明)对应消化系统,包括口、舌、咽、食管、胃、小肠、大肠、盲肠、直肠等器官。

大家不难发现,无论是手太阴还是足太阴系统,都是体腔内直接对外交换的部位,正是这种解剖特性,导致一旦外界环境改变,就容易造成太阴系统发病。

厥阴系统,对应心血管系统、肝胆系统和情志系统。

手厥阴(含手少阳)对应心血管系统,包括心脏、大动脉、大静脉和外周血管,同时与人的情绪密切相关。

足厥阴(含足少阳)对应肝胆系统,包括肝脏和胆囊及其附属结构,同样也与人的情绪密切相关。

当今社会高速运转,人们自觉不自觉地进行快节奏的生活,导致精神紧张,因此,现代人最常见的问题,就是厥阴系统的问题。

少阴系统,对应心脏和生殖泌尿系统。

手少阴(含手太阳)对应心脏,主要控制生命的节律,同时与脑相关。

足少阴(含足太阳)对应泌尿生殖系统,包括肾、输尿管、膀胱、肾上腺、前列腺、生殖器等器官。

少阴系统最大特点就是维系生命的延续,维持当下生命的存在,以及往繁衍后代,是最重要的部分,因此如果少阴发生病变,一般比较难恢复,针灸的疗程相对较长。

此处必须强调,经络与现代医学的对应只是粗略的,也可以说是我个人的一些体会。我们知道粗浅的经验不能代替科学实验,要完全明了各器官和组织与经络间的关系,必须进行科学实证。但是,从实践的角度来说,将经络与脏器粗略地联系起来,也是大有裨益的。

对于学有余力的读者，可以参见附二《十二经络详说》，了解古典针灸对经络的原始论述。

问诊技巧

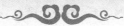

在"是动则病"一章，我们谈到针灸的诊断分为三个方面，望诊、问诊和切诊。在"是动则病解读"那部分，我们对望诊进行了详细介绍，但是没有论及问诊和切诊。这是因为问诊和切诊必须基于经络，现在我们学习了经络的基本知识后，就可以探讨问诊和切诊了。

针灸的问诊最重要的就是经络定位。一般生病后，都会有明确的症状，患者因为这些症状来看病，而医生恰恰是依据这些症状做出正确的诊断。就针灸而言，患者的症状都要落实到经络上，比如头痛，如果单纯述说头痛，对于针灸医生而言，没有什么诊断价值，而如果说是偏头痛，那么，就提供了重要信息，因为头痛，可以是所有的经络出现问题，而偏头痛则绝大多数是少阳经出现问题。而后头痛，则是太阳经病变；前头痛，则是阳明经病变；头顶痛，则是足厥阴经病变。可能您会说，我就是整个头痛，怎么办？事实上的确如此，有些人的头痛，常常就是整个头都痛。那么，就需要问一问最开始是哪儿痛，或者是什么部位痛得最厉害。归根结底，就是一定要把症状归属到经络上来。

针灸问诊另一个要点是问伴随症状。先来看一段《黄帝内经》中的原文：

岐伯曰：五藏六府皆令人咳，非独肺也。帝曰：愿闻其状。……何以异之？岐伯曰：肺咳之状，咳而喘息有音，甚则唾血。心咳之状，咳则心痛，喉中介介如梗状，甚则咽肿喉痹。

肝咳之状,咳则两胁下痛,甚则不可以转,转则两胠下满。脾咳之状,咳则右胁下痛,阴阴引肩背,甚则不可以动,动则咳剧。肾咳之状,咳则腰背相引而痛,甚则咳涎。帝曰:六府之咳奈何?安所受病?岐伯曰:五藏之久咳,乃移于六府。脾咳不已,则胃受之,胃咳之状,咳而呕,呕甚则长虫出。肝咳不已,则胆受之,胆咳之状,咳呕胆汁。肺咳不已,则大肠受之,大肠咳状,咳而遗失。心咳不已,则小肠受之,小肠咳状,咳而失气,气与咳俱失。肾咳不已,则膀胱受之,膀胱咳状,咳而遗溺。久咳不已,则三焦受之,三焦咳状,咳而腹满,不欲食饮,此皆聚于胃,关于肺,使人多涕唾而面浮肿气逆也。

您说什么?看不懂?呵呵,看不懂不要紧,五柳先生告诉

Tips: 问诊一定要强调症状,而不是病名。我最不喜欢我的学生问我,谭老师高血压怎样治?因为听到高血压这样的名词,我没有概念,相反呢,听到说血压一高就头痛头晕,这样的词我乐意听,因为有了症状,就可以顺藤摸瓜,推测哪条经络出现了问题。找准是哪条经络的问题,才可以有的放矢地去处理,因为最终我们的针是要扎在经络上的。

顺便提一句,那种问"糖尿病针灸能治吗?高血压能治吗?"问题的人,一听就是老外,绝不是我们这个系统培养出来的。同样是糖尿病,引起的原因各不相同,患病的轻重级别也不同,有的人很容易就能治好,有的人真的回天无力。因此,针灸问诊不太注重病名,而着重关注症状,只有找准是哪条经络的问题,才有办法治疗。另外,针灸能不能治糖尿病?这种问题实际上是伪问题,因为,这个针灸医生治不好,不代表换个医生也治不好。

我们,读书要不求甚解,差不多就行。这段文字告诉我们咳嗽不仅仅是肺的问题,五脏六腑都会让人咳嗽。我敢赌一毛钱,这层意思,您一定看懂了。接下来就是说,不同原因引起的咳嗽,表现各异,如咳而心痛,为心咳;咳而胁痛,为肝咳;咳而腰痛,为肾咳等。这些您也都看懂了吧,这就够了。总结一下就是,除了关注咳嗽以外,还要关注伴随症状,因为伴随症状常常表示到底是哪个脏腑引起了咳嗽。

切诊技巧

经络切诊有两种基本方法,一种为循经切诊法,一种为经穴切诊法。循经切诊法,就是沿着经络由远端向近端,用轻重两种力量反复在经络上连续探查。探查过程中,会发现某些部位异常突起,某些部位异常凹陷,某些部位有气泡感,某些部位有条索,某些部位有疼痛,某些部位有结节等,表现不一而足。这种方法由于其细致入微,其优势在于能够发现经络中很小的变化。只是,这种方法耗费时间较多。临床中常用的是敏感部位切诊法。所谓敏感部位切诊法,就是在经络中选取某些容易出现疼痛敏感的部位(可以是穴位,也可以不是穴位),通过检查这些部位是否疼痛来推测经络的状态。下面附上肘关节、膝关节以下经络疼痛敏感部位,读者可以自己尝试按压。

手阳明经切诊部位,如图5-8。

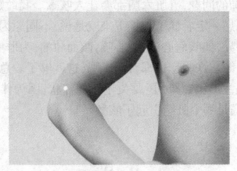

(1)肘横纹桡侧末端

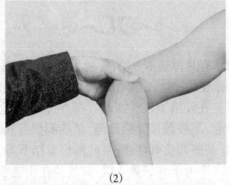

(2)

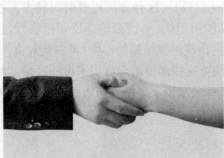

(3)第2掌骨桡侧缘中点,拇指下压后,一定要横向弹拨

图 5-8

手少阳经切诊部位，如图5-9。

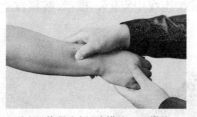

(1)尺桡骨之间，腕横纹上三横指

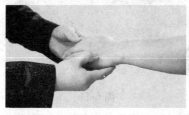

(2)第4、5掌骨之间凹陷中，拇指指尖斜切检查

图 5-9

手太阳经切诊部位，如图 5-10。

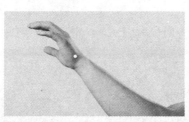

(1)第五掌骨近心端后方凹陷中

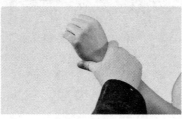

(2)

图 5-10

手太阴经切诊部位:从上往下依次为肘横纹下三横指,肘横纹与腕横纹连线中点上一横指,腕横纹上两横指,如图5-11。

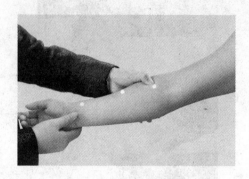

图 5-11

手厥阴经切诊部位:从上往下依次为肘横纹下三横指,肘横纹与腕横纹连线中点下一横指,腕横纹上三横指,如图5-12。

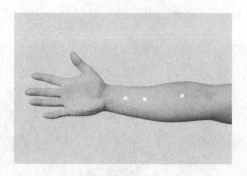

图 5-12

手少阴经切诊部位,如图 5-13。

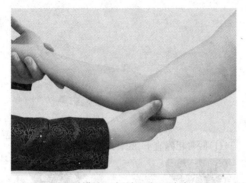

(1)肘横纹尺侧端上方凹陷中

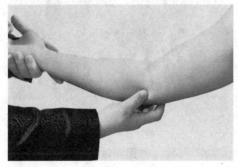

(2)肘横纹尺侧端下方凹陷中

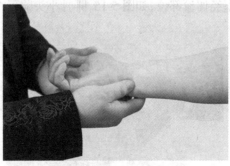

(3)腕横纹尺侧端上两横指处

图 5-13

足阳明经切诊部位,如图 5-14。

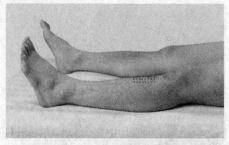

(1)胫骨粗隆直下,胫骨外侧,肌肉丰厚区域

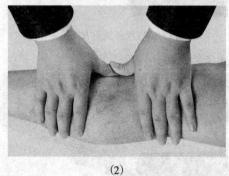

(2)

图 5-14

足少阳经切诊部位,如图 5-15,腓骨小头前下方。

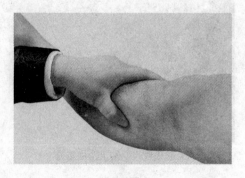

图 5-15

足太阳经切诊部位,如图 5-16。

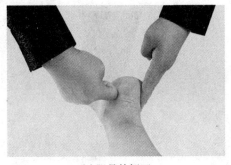

(1)跟骨外侧面

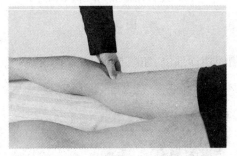

(2)腘窝正中

图 5-16

足太阴经切诊部位,如图 5-17。

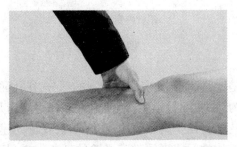

胫骨内侧面近心端顶点,依次排列四指,共四点

图 5-17

足厥阴经切诊部位,如图 5-18。

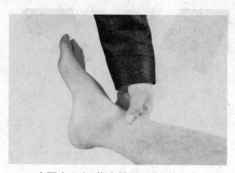

内踝尖上方,依次排列四指,共四点

图 5-18

足少阴经切诊部位,如图 5-19。

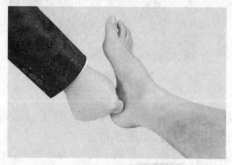

跟骨内侧面中点

图 5-19

切诊是针灸诊断中,实战性最强的部分,往往需要手把手教授。因为,在实际教学中,即使道理解释得清清楚楚,操作起来依然花样百出。为了解决这个问题,我首先建议读者向有关培训机构学习或者请教有经验的针灸大夫,其次是我想出来的一个近似的处理办法,详见第六章"经络评级法"。

望问切三诊之间的关系

望问切三诊，是针灸医生做出正确诊断的信息来源，如果不掌握全面的信息，而要做出正确的判断，那是非常艰难的。因此，有的患者喜欢故意考验医生，只让医生望和切，就是不配合医生问诊，实际上是不了解针灸看病的基本模式，过分高估了望诊和切诊的能力。望问切三诊，由于获取信息的对象不同，其所反映的信息周期也就不同。望诊看到的是形状和颜色的变化，而形状和颜色的变化需要很长的时间才能形成，所以望诊获得的信息是身体长期变化趋势。切诊最敏感，在身体还没有出现症状前，经络上就已经可以检查出疼痛，所以切诊反映的是短期变化。问诊介于望诊和切诊之间，反映中期变化。因此，作为针灸医生，一定要坚持望问切三诊合参，三个方面的证据都能吻合时，方才做出诊断。也只有这样，才能保证诊断正确，为治疗打下坚实的基础。

在临床上，望问切三诊，有两种合参模式，我的一点经验，供大家参考。一种是望切问，一种是问望切。如果时间允许，我都会采用望切问的模式，首先对患者进行望诊，通过望诊了解患者哪些经络先天有问题，或者哪些经络出现形色变化。进而对有病变可能的经络切诊，如果经络切诊证实，这条经络有问题，那么再向患者问诊求证。这样做的好处在于，非常有利于学习和积累经验。如果时间不允许，那么，我会首先问患者此行主要目的，或主要症状是什么，然后顺藤摸瓜，在相应经络进行望诊和切诊求证。这种方法的特点是快，当患者多时，常常采用这种模式。

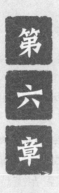

第六章

同体全维

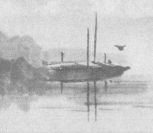

信心常常是成就所有事物的关键。对我们来说，即使是同样一句话，只是因为出自不同人之口，我们对诗的态度也可能完全不同，做出的理解更是差别甚大。对于自己所信仰或崇拜的人说出来的话，我们常常会反复思索咀嚼，直至弄懂。我坚信《黄帝内经》的作者，不会那么无聊，然费苦心将字刻在木板或者竹简上，只是为了欺骗读者，正是这种信念，促使我发现了古典针灸中另一番天地。

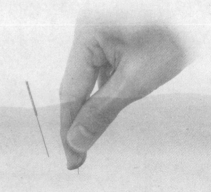

同体全维的定义

通过前面的学习，我们明确了不同的部位归属于不同的经络，根据病变部位的不同，可以采用相应的经络治疗。可是，如果您读到下面这条经文时，会不会大惑不解呢？

《灵枢·终始篇》："从腰以上者，手太阴阳明皆主之，从腰以下者，足太阴阳明皆主之。"

不知您做何感想，反正这条经文困惑了我很多年。因为，《灵枢》一贯的原则是强调循经取穴，这会儿突然认为腰部以上通通可以用手太阴阳明经穴治疗，腰部以下通通可以用足太阴阳明经穴治疗，显然与《灵枢》一贯的经络思维格格不入。

对于这条经文，辗转反复，百思不解，就好像眼里的一粒沙，不除不快。不知道哪位先哲说过：心中有了问题，答案也就不远了。

我有一位老师，马云涛先生，美籍华人，我们常常打电话讨论针灸问题，其中分歧最大的就是针灸的特异性与非特异性问题。他是一贯坚持针灸非特异性的，意思就是说针灸的经络或穴位对于身体的调节没有特异性，即针刺穴位，并不能针对性的治疗某个症状或疾病。与他讨论的时候，同样，我也是眼里有沙，心里发堵的感觉。但是，他关于针灸非特异性的言论，言之凿凿，很难辩驳。忽然有一天，当我联想到《灵枢》这条经文的时候，便豁然开朗，"从腰以上者，手太阴阳明皆主之，从腰以下者，足太阴阳明皆主之"绝非无稽之谈，实在是经验的高度升华，是大智慧。

人们常常对神奇的事物比较容易产生兴趣，比如说经络现象，因此，往往容易忽略平常的事物。在人体中，最大的一个事实就是人体是一个整体，各局部之间都存在着联系，我们常常说的"牵一发而动全身"描述了这个状态。

如果将针灸的"经络"系统,中医的藏象系统或者西医的各种系统比如神经系统等当作是特异性的联系(紧密型联系),那么与之对应的人体内部各部分间的跨组织、跨器官、跨系统广泛存在的联系,就是非特异性的联系(松散型联系)。而这种松散型联系,恰恰是紧密型联系的基础。归纳起来就是同一整体内部,某一部分在不同维次上与整体中其他各部分具有非特异性联系,称之为同体全维。

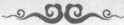

十六点法——整体健康评估法

一般来说,关心自身健康的人,碰到医生时,第一个问题常常是:"医生,我有没有病,病得严重不严重,如果针灸治疗需要多久能治好?"

这是医生每天都必须面对的问题,同时,也是最难回答的问题。难就难在,健康状态的评估,是需要量化的。也就是说,要回答健康状态问题,必须寻找一种客观、量化和有效的评价人体整体健康状况的方法。这就需要利用同体全维的思路来解决问题。既然人体是一个整体,哲学上讲同一个整体内部,各局部之间存在联系,所谓"牵一发而动全身",那么,就可以以此测彼,以彼测此。

非特异性的联系与特异性联系的区别在于,非特异性联系是不加区别的,在各方向、各层次上都联系,但是,具有逐级递减的特性。因此,如果某处出现病变,从理论上来说,在身体任何部位都能检测到。但是事实上,由于个别的疾病太轻微,对外周的影响比较微弱,这样对于检测手段或仪器的灵敏度要求太高,以至于我们当前根本无法实现。可是,如果在人体选取一些特别敏感的部位,作为整体健康状况的监测点,从而降低对检测手段的灵敏度要求,那么当人体出现疾病的时候,就能轻易的检测到变化。现在问题的核心就集中在:在人体中,哪些是比较敏感的点,能够最先反映人体的变化。

美国医学专家董厚吉和马云涛先生的工作,帮我们解答了这个问题。他们长期致力于人体客观性疼痛的研究,发现了大量的能够反映疾病的客观性疼痛点,还发现了人体客观性疼痛的出现,根据部位敏感性不同,具有一定的顺序。他们发现前臂桡神经的某个位置和小腿隐神经的某个位置,当人体病变时,最先出现疼痛。如图6-1、图6-2。

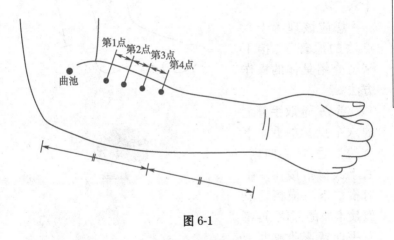

图 6-1

这两个位置从经络和穴位的角度来说,分别是手阳明经的手三里穴和足太阴经的阴陵泉穴。此时,再来回顾《灵枢·终始篇》:"从腰以上者,手太阴阳明皆主之,从腰以下者,足太阴阳明皆主之",是不是感慨万千?人们对真理的追求超越时空。

董厚吉和马云涛先生同时还发现,从这个点向离心端,它们的敏感性递减。也就是说,需要更大强度的病变方能激发疼痛。如果依次排放手指,当到第4点都出现疼痛时,探查全身到处都会出现客观性疼痛。也就是说，第4点是最不敏感的点，当这点被激发时，全身都已经被激发，也就意味着身体广泛存在病变。每个部位有四个疼痛点，共有四个部位，总计十六个点，所以这种方法称之为十六点法。

您应该理解十六点法的原理了，接下来就介绍具体的操作方法。

首先，选取手臂上的八个点。左手向下自然下垂，掌心向内，右手大拇指按住左手肘横纹下三横指处肌肉最丰厚的部位，再将左手前臂弯曲成九十度，掌心向胸，右手拇指所按为第一点，然后根据拇指宽度顺次按压为第2点、第3点、第4点，如图6-3。按压时，要顺着肌束的方向平推，从外向内垂直按压到骨面上，力度适

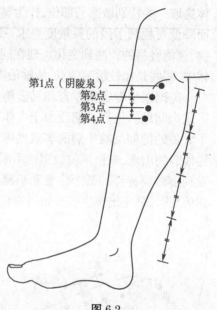

第1点（阴陵泉）
第2点
第3点
第4点

图 6-2

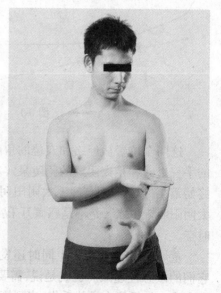

图 6-3

中,一般指甲变色的力度即可,如图 6-4。如被测试者身材高大,按压点间距稍宽,反之,若身材较矮则间距稍窄。右臂的操作是一样的,左右手一共八个点。

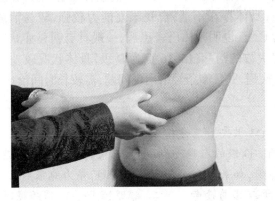

图 6-4

然后,选取小腿上的八个点。被测试者取坐姿,双腿自然弯曲。按压自己时,同侧腿用同侧手,为他人检查使用对侧手。按压部位为双腿内侧,沿胫骨内侧缘上行,一直到弯曲的地方,即胫骨内侧髁前下方为第 1 点,如图 6-5。用右手拇指从内侧向外侧按压在骨面上,力度为指甲稍稍变色,顺次用拇指选取第 2、3、4 点按压。右腿同上选取,左右腿一共八个点。

细心的读者会发现,在前臂按压的用力方向是从外向内,主要用力部位是大拇指的桡侧缘;而小腿按压的用力方向,恰好相反,是从内向外,用力部位是大拇指的尺侧缘。

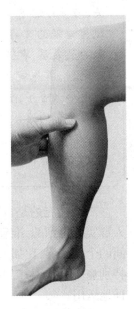

图 6-5

这多么像阴阳鱼啊,阴中有阳,阳中有阴,互成对待。

十六点法,根据痛点的数量可以将身体的整体状况划分为四个等级。1~4 个点为 A 级,基本健康,即使患病也容易自己康复,一般治疗少于 3 次即可治愈;5~8 个点为 B 级,亚健康状态,身体存在不适,自我康复能力较强,较易治愈;9~12 个点为 C 级,说明身体已经患病,一般具有明显症状,需要通过一定次数的治疗;13~16 点为 D 级,身体状况较差,一般患有多种疾病,并且多条经络出现问题,需较长时间治疗。

Tips:这里要隆重介绍一下 D 级,也就是 13 个点以上疼痛。D 级的人群,一般都有三大特征:第一,易疲劳。您想啊,如果一个人全身都有问题,精力能跟别人一样吗,所以容易疲劳。第二,睡眠障碍。所谓睡眠障碍,可以是失眠,多梦,嗜睡等多种,因为,睡眠与多脏器有关,与多经络有关,一旦多经络出现问题,总有一条表现为睡眠的障碍。第三,消化道症状。消化道处于身体的最表层,也可以说是最不重要的位置,一般身体出现问题,首先就是消化道出现问题,比如感冒了,吃饭就没那么香了,长期全身经络出现问题,消化道自然也是要受影响的。

这三大特征,常常被我和学生们戏称为跑江湖的金口诀。您记住了吗？

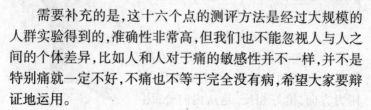

需要补充的是,这十六个点的测评方法是经过大规模的人群实验得到的,准确性非常高,但我们也不能忽视人与人之间的个体差异,比如人和人对于痛的敏感性并不一样,并不是特别痛就一定不好,不痛也不等于完全没病,希望大家要辩证地运用。

十六点法除了可以对整体健康状况进行非特异性的评

估,还有另一个用途,就是它可以大致确定生病的位置。比如右臂上的点最为敏感,则我们下一步就要从右臂上的三条阴经开始排查,有助于我们缩小检查范围,这就提高了检查的效率,也使这个小范围内的检查更为精细。

使用十六点法注意事项

十六点法是一门技术,这项技术用非常简单的方式,来判断高度复杂的人体的整体状态。由于人体过于复杂,这就决定了十六点法必然会存在一些缺陷,正确使用十六点法,才能让大家真正受益。我们需要注意以下要点。

首先,十六点法是基于"同体全维"思想的一个具体应用,主要用于整体健康水平的评估。应该说,在同体全维思想的指导下,可以有无数种具体方法,可以是十六点,也可以是八点、十点、十二点等。因此,使用十六点法首先要领会其指导思想。只有真正理解了同体全维的思想,才能灵活运用十六点法,希望读者多多琢磨其精神内核。

其次,十六点法并未考虑年龄因素。十六点法是通过探查机体对疾病的反应来推断其健康状态。因此,如果机体对疾病的反应迟钝,那么十六点法将失灵。最常见的状况就是老年人,对疾病的反应性降低,致使本法不能够反映疾病。相反,年轻人由于机体敏感,对变化反应快速强烈,因此,常常在一些年轻人身上可以出现 D 级。明白了年龄因素对十六点法的影响,可以避免一叶障目,看待患者的机体反应会更客观。

再次,十六点法未考虑病种因素。我们都知道不同种类的病,对人体的伤害严重程度是不同的,修复难度也是不一样的。例如癌症和普通感冒,有可能普通感冒的反应性更强,痛点更多。不能区别病变层次,是十六点法的一大缺陷,在使用过程中,常常要结合其他诊断方式,综合判断。

同体全维思想指导下的整体评估法和局部评估法,最大优势在于能够客观化和定量化整体和经络的健康水平,患者心中有数,医生心中有数。

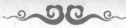

经 络 评 级 法

如果将同体全维思想运用到经络中来,很自然就可以发展出经络评级法。在"十二经络的关系"中论述过,阴经的重要性远大于阳经,并且一般阴经出现问题,阳经一般都出现问题,因此,在经络评级法中,一般只对阴经评级。

手三阴经评级

如图 6-6,手三阴经都在前臂内侧面检查,每条经络都有四个检测点。将手三阴经分为五等分,每个等分点就是一个检测点。每条经络疼痛数量多少,反映了经络的健康程度。一个点疼痛为 A 级,两个点疼痛为 B 级,三个点疼痛为 C 级,四个点疼痛,则整条经络都疼痛,为 D 级。

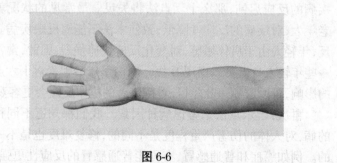

图 6-6

足三阴经评级

如图 6-7，足太阴经检测点即为十六点法——四个点。

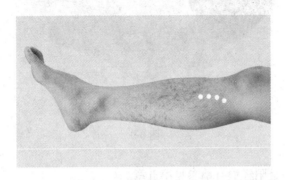

图 6-7

如图 6-8，足厥阴经检测点为足内踝上依次排放四指。

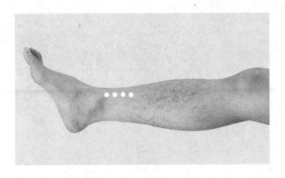

图 6-8

如图 6-9，足少阴经比较特殊，临床上只用一个点，与其他经络比较疼痛程度即可。

阳经经络检查。有的时候某两条阴经疼痛程度类似，这时为了判断到底哪条经络病变更严重，可以从阳经的疼痛程度进行反推。也就是说，阳经一般不评级，只进行疼痛程度的比较。

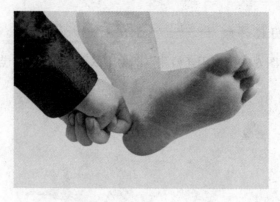

图 6-9

手足阳经检查请参见第五章。

第七章

是动点与穴位真义

书已过半,但是对大家最熟悉的穴位,始终没有个交代,似乎太不像话,这一章将从理论深处诠释何为穴位,介绍我对穴位的认识。

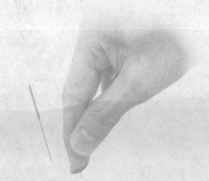

针灸的假说

　　假说：人体是一个精密的、相对完善的、具有自我调节能力的稳定系统，当出现某种不稳定的时候，人体会迅速做出反应，这种反应既在体内，也表现在体表，在一定范围内人们不但可以通过体表的这种反应诊查疾病，而且可以通过对体表的刺激而使机体恢复平衡。

　　针灸医学基本上是建立在这个假说上的，如果有谁能够证明这个假说是谬论，我想针灸医学将不复存在。当然，如果我们想要用科学的方法，证实这个假说，当下而言几乎也是不可能的。在没有可靠的方法来证实和证伪之前，只能按照过往的经验来判断，经验越多，样本越大，准确的概率也就越高。从这个意义上来说，针灸医学的确是一门经验医学。作为针灸工作者，我们深切地期待科技的发展，能够证明这个假说，证实或证伪。

是动点

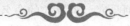

　　如果我们认为上面的假说成立，事实上，几千年来针灸医生们一直都认为这个假说是成立的，那么，就可以从体表找到一些变化，来诊断疾病。前面论述的是动则病，就是这样一门技术，通过观察身体出现的变动，顺藤摸瓜，知道哪条经络出现了问题。既然体表能够反映体内的变化，说明彼此具有联系，那么，也就可以通过刺激体表的反应点，反向调节机体的失衡,而这些点,是我们在是动则病思想指导下找到的点,因此也就称之为是动点。这些是动点,可以表现为颜色、形状、质地的改变,也可以表现为感觉的异常。是动点,或许这个名词非常陌生,但是,另一个名称——穴位,估计就家喻户晓了。

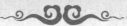

穴位真义

穴位一直是普通人了解针灸的窗口,人们可能不知道经络,但多多少少知道一两个穴位,比如足三里、合谷。因此,穴位是个无法回避的话题。在我看来,针灸的发展,功过都在穴位,穴位保留了大量的临床经验,同时,思维局限于固定的穴位,也是阻碍针灸深入发展的重要原因。要想破除这个障碍,探求穴位的真义,就势成必然了。

针灸教科书中对穴位是这样定义的:腧穴是人体脏腑经络之气输注于体表的特殊部位。"腧"与"输"义通,有转输、输注的含义;"穴",即孔隙的意思。腧穴俗称穴位。人体的腧穴既是疾病的反应点,又是针灸的施术部位。人体的腧穴很多,大体上可归纳为十四经穴、经外奇穴、阿是穴三类。清代李学川的《针灸逢源》定经穴 361 个,并延续至今。

首先解释何谓阿是穴。阿是穴的命名最初来自药王孙思邈。阿是穴没有固定的位置,并且因病情而异,它们是能够表现出疼痛、酸胀、麻木的点,可以反映出疾病,并通过接受刺激解除疾病的地方。阿是穴又称"天应穴",意为天然对应的意思。它们依病情而异,出现在不同的部位。

其次,穴位又包含经穴和经外奇穴,它们都有固定的部位。经穴是在十四经络上的穴位;经外奇穴,顾名思义是在十四经络以外的穴位。这些穴位是如何确定的已无从考证,但是合理地推测是历代医家根据自己的经验,发现某种疾病常常在固定的部位出现反应点(阿是穴),通过刺激这个部位,疾病好转,将这个部位命名,医疗经验就通过穴位的形式固定下来。可以说每个穴位都是古人智慧和经验的结晶,是人类医疗史上的宝贵财富。

既然穴位如此重要,针灸医生高度重视穴位,也就不足为怪了。可是,后来人们似乎已经忘记了这些穴位的来源,不论哪所学校都是从穴位的定位和功能学起,只求知其然,不求知其所以然。然而,仅仅经穴就有 361 个,记忆这些枯燥乏味的穴位位置和功能,已经浪费了针灸爱好者大量的时间和精力,导致失去领略针灸真正风采的机会。对于针灸从业人员,由于穴位中的确蕴含了大量宝贵经验,很多人用毕生的精力去寻宝,探寻穴位的准确定位,探寻穴位的独特功效。然而,如果不明穴位的真义,而执着于穴位的形式,追求某某穴治某某病特效,那无异于刻舟求剑。

那么,穴位的真正含义是什么呢?其实,聪明的读者可能已经猜到,我想要表达的穴位的本来含义就是"是动点"。当人体出现疾病的时候,身体会出现一些变动,这些变动会集中体现在一些点上,称之为是动点,这些是动点一方面可以用来诊断疾病,同时通过恰当地刺激这些点,还能治疗疾病。如何找到是动点呢?是动则病指导下的望问切三个途径,能够方便快速地帮助我们找到这些点。实际上,只要您熟练运用是动则病,也可以很快发现一些规律性的点,如果您愿意的话,也可以给这些点起个名字,再传播出去,那也就是新的穴位了。既然已经得渔,何愁不得鱼。

我想依然有不少人会对穴位恋恋不舍,为了破除对穴位独特性的执着,我们不妨进一步分析。首先,同一疾病在不同阶段,在体表的反应点应该不止一个,正如同体全维所描述的那样,随着疾病的加重,被激发的部位就越多,也可以说穴位也就越多,给予适当刺激,这些穴位都有一定的疗效。再换个角度继续分析,同一个"穴位",在不同的情况下,可能被多种疾病所激发,也就是说这个穴位可以诊断和治疗数种疾病。可能,有些医生长期以来的习惯,认为某穴治疗某病效果很好,具有特异性,以致不能接受我们的分析,那么我建议这样的针灸医生,试试除了常用穴位以外的同经"是动点",看看疗效是否类似。

如果我们的分析都是正确的话,那么穴位的数量和位置都是不确定的,因病情而异,病越多,穴位越多,病越重,穴位的反应越明显。那么,也就没必要死记硬背穴位的位置和功能了。

但是,聪明的读者,您千万别理解为我是否定穴位的,恰恰相反,我特别重视穴位,因为穴位中蕴含了无数先贤的宝贵经验和智慧,甚至可以说是一个个路碑,是前进道路上的重要印证,因为只有真正认识到穴位背后隐藏的规律,才能明白穴位为什么这么命名,为什么有这个功能。只是我认为,针灸学习初期,没必要把主要的时间和精力花费在大家一时还无法理解其内涵的穴位上。

第八章

通与调

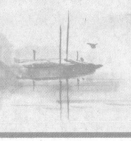

前面的内容,主要介绍了针灸的诊断,诊断能够帮助我们早期发现问题,自然是好,但是,追寻针灸的脚步不要停留,针灸的治疗一样精彩。让我们先来看看针灸治疗的核心目的,很简单就两个字——"通""调"。

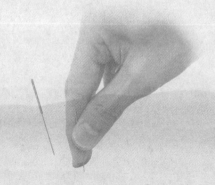

《灵枢·九针十二原》："余欲勿使被毒药,无用砭石,欲以微针通其经脉,调其血气,营其逆顺出入之会。"

《灵枢·经脉》："黄帝曰:经脉者,所以能决死生,处百病,调虚实,不可不通。"这里通有两层意思,一是指,经脉能判断生死、治疗百病、调理虚实,医生对于经络不可不通晓;另一层意思是,经脉能判断生死、治疗百病、调理虚实,不可不使其通畅。

《灵枢》中反复强调通与调,并且往往在开篇提及,足可见其重要性,可谓指导针灸治病的总纲领。通与调,分别从两个层面来概括了针灸的治疗目的。"通"位于较低层次,指就某一条经络而言,使其通畅;"调"从更高层次而言,对一条或多条经络进行调节,使各条经络恢复稳态。

通——医之所始,工之所止

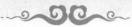

俗话说"通则不痛,痛则不通",疼痛一般都是经络不通畅引起的,这几乎成为中国人的常识。可是,何谓不通呢? 什么原因可以引起不通呢?

不通,简单说就是经络出现变动,造成了经络的阻塞,用现代的话来说,就是信息通道和物质通道的阻塞。造成不通的原因很多,主要有三种,一种是短暂性的外力损伤(未造成骨折),造成经络功能的紊乱而不通;第二种是经络空虚,缺乏运行的动力,以致不通;第三种是经络能量过度富集,造成局部气血壅滞而不通畅。

大家已经知道,痛一定是不通引起的,可是,不通却不一定只引起疼痛,还可以表现为其他形式。具体什么形式呢?依然是"是动则病"思想指导下,看到的形色变动,以及酸、麻、胀、痒等感觉变动。

发现是动点——不通,是针灸治疗的入手点;消除是动点——通,则是针灸治疗的最终目的。

调——唯和谐能长久

知道了通与不通,还不足以治疗全部疾病。很多针灸医生和患者,都曾遇到过这样的问题,治疗的前三次往往疗效很好,但三次以后,第四、五、六次甚至更多次治疗后,没有取得进一步的好转,好像停留在前三次后的水平。要解决这个问题,就需要进一步探讨针灸治疗另一个层面的问题——调。

何谓"调"?调,作形容词时,指调和的、平衡的,描述的是一种和谐的状态;作动词时,指调节、调理、调整使其平衡、和谐。调是从整体的角度,看待和解决问题。

人是一个整体,由多条经络组成,各条经络必须和谐相处才能相安无事。所以,当多经络出现问题了,就必须考虑多经络之间的协调。上面提到的针灸三次以后,病情没有进一步好转的例子,正是由于多条经络出现了问题,却只对某一条进行治疗,所以无法彻底治愈。

《灵枢·官能》对如何"调"给出了纲领性的指导意见。"用针之理,必知形气之所在,左右上下,阴阳表里,血气多少,行之逆顺,出入之合。谋伐有过。知解结,知补虚泻实,上下气门,明通于四海,审其所在,寒热淋露,以输异处,审于调气,明于经隧，左右肢络，尽知其会。寒与热争，能合而调之，虚与实邻，知决而通之，左右不调，把而行之，明于逆顺，乃知可治。"

从左右、上下、阴阳、表里、血气、逆顺、寒热、虚实等多个角度进行调，从而达到调的状态。古人短短一段话，将临床种种现象包含殆尽，可谓言简意赅，可对几千年后的子孙而言，却是费思量。

何以致通，何以达调

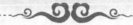

仅仅明白概念无法付诸实践，那叫"百无一用是书生"，我们必须将理论落实到实践中来，学以致用。

对于不通，前面论述时，已经提及有三种原因，针对第一种原因，临床上只要在病变经络远端是动点给予一针，再配合病变部位轻微运动，就能帮助恢复经络的有序化，针对这种问题突出、病因明确的情况，一针的效果最好，最忌政出多门，互相牵制。对于第二种和第三种原因，聪明的读者，一定发现了要通必须先调，通和调在这里很难分清界限。

对于不调，怎样才能和谐呢？这成了解决通和调的核心问题，也是整个针灸治疗的重要问题。为了解决调的问题，我们需要引入一个尽人皆知的概念——虚实。

第九章

虚实补泻

89

让我们再次回到是动则病,因为除了"动",一无所见。戴上"是动则病"的眼镜,我们看到了很多的变化,颜色的深浅变化,形状的长短变化,大小变化,凹凸变化,感觉的疼痛和麻木等,现在看来这段话是否似曾相识,对了,就是老子的"故有无相生,难易相成,长短相形,高下相倾,音声相和,前后相随",这不就是阴阳的一分为二思想吗,此时不用更待何时?

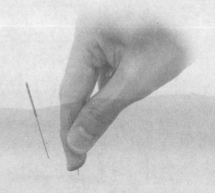

借用阴阳的思想，就可以明显地观察到各种"动"都有方向性，这个方向性反映了机体的状态。如果说"是动点"的位置，可以帮助我们判断病位的话，那么"是动点"的方向性，就可以帮助我们判断病性。而这个病性的概括，就是人们习见的虚实。混沌初开，两仪已分，接下来对治就十分简单了，那就是古人说的"虚则补之，实则泻之"。

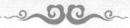

得象忘言

虚实判断原本并不复杂，列一个表，也就可以按图索骥了。但是，文以载道，我们想借古代用"象"认识事物的方法来判断虚实。

虚实，对应着不足和有余。只要身体出现了虚实的变化，通过望问切三诊，就能发现这种变化。先从望诊来分析，就形态而言，如果出现长短变化，那么变短为不足属虚，变长为有余属实，以此类推，变小为虚，变大为实，凹下为虚，凸起为实。那么，就颜色而言，变深和变浅哪个是不足，哪个是有余呢？这恐怕一时难以回答，因为，这个问题本身有问题，变深可以是虚也可以是实，同样，变浅可以是虚也可以是实。但是，这个问题提示我们需要设定一个标准来判别哪个是虚，哪个是实。

我们不妨共同来设定这个标准，将已知的虚的表象共同的成分提取出来，用一个符号来表示，同理将已知的实的表象共同的成分提取出来，用另一个符号表示。因为虚，常常表现为不足、陷下、收缩、吸纳、阴暗等特征，当然您还可以找到更多的词来形容，那么为了表达这个意思，我们借用了一个符号来表示。相反，实则常常表现为有余、突起、膨胀、外放、明亮等特征,我们借用另一个符号来表示,如图9-1,左侧符号代表虚,右侧符号代表实。

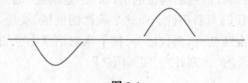

图 9-1

依据这两个符号,再来判别虚实,就变得格外简单,比如同样是变红,一个是鲜红,甚至有种发光的感觉,这个就是实证;另一个也是变红,可是颜色晦暗,甚至有点吸光的感觉,这个一定是虚证。有了这个金标准,遇到具体问题只需拿来比量一下就行了,这就是《黄帝内经》常常讲的"得其要者,不与众谋"。

同时,有了这两个象,所有描述虚实状态的词汇,都显得绕弯,都显得无法切中要害,事实上,您只要掌握了这个象,能够融会贯通,就无需刻板地记忆所谓虚实的描述,因为,您已经会了! 得象忘言。

引导对抗

有了前面两个象,对于介绍虚实的对治,方便很多,这也是为什么要刻意介绍古人象思维的一个重要原因。

虚实描述了人体生病后的两种不同状态(病性),根据这两种状态,前面已经介绍古人采用了"虚则补之,实则泻之"的对治方法。

其实,虚补实泻,我们每个人都实践操作过。比如,相信

92

只要是成年人多数都有过头痛的经历,退一步说,就算自己没有头痛过,总看过别人头痛吧。

一旦头痛,人们常常有两种截然不同的表现,一种是用手捂着,甚至是压着,似乎这样能够缓解头痛;另一种情况是,不断地用手去敲打头部,甚至有人去撞墙,呵呵,我不是开玩笑的,真的有人去撞墙,似乎这样能缓解头痛。

小的时候,老师说"艺术来源于生活,高于生活",我们稍微改一改"针灸来源于生活,高于生活",就让我们从生活中学习针灸吧。

第一种头痛,按照虚实的金标准,想想看是属于虚还是实呢? 当然是虚,因为喜欢捂着、按着,是不是给人一个瘪瘪的感觉、陷下的感觉、不足的感觉、弱弱的感觉呀? 针对这种虚的症状,身体进行了自救,那就是用手捂着,或者按着。这是什么意思呢? 让我们请出虚象,用一个箭头代替手。试问,这个手按压下去,是不是一个刺激,这个刺激作用在人体上,会不会引起反应? 这个刺激必然引起反应,这个反应就是周围的气血向这个地方汇聚,如图9-2。

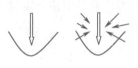

图9-2

通过气血的汇聚,自然也就改变了局部能量不足的状态,因此能够缓解头痛。我们称这个过程叫引导。

同样,对于实证头痛,用手敲打或者向墙撞击,在这个击打过程中,施力方和受力方都消耗能量,从而导致局部能量减少,缓解了头痛,如图9-3。

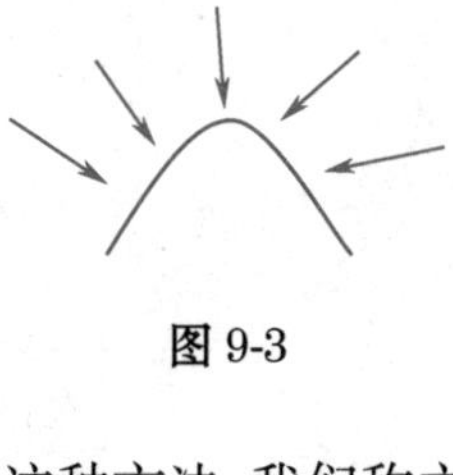

图9-3

通过给予局部强烈刺激,造成局部能量消耗,从而缓解能量过剩的问题,这种方法,我们称之为对抗。

虚补实泻

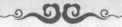

　　现在已经明白,当虚证的时候,应该运用引导的办法,引导周围气血汇聚,改变局部能量匮乏的状态,这个方法就叫补法。为了最大限度地引导气血汇聚,而不造成本身的对抗,补法都是温和刺激,具备强度小、针刺时间长的特点。而泻法,由于局部能量冗余,必须消耗才能改变实的状态,因此,常常采用强刺激,由于强刺激引起了机体的对抗,客观上消耗了经络多余的能量,但刺激时间不能太长,如果太长则消耗太多,反而过犹不及。所以,泻法常常刺激的时间较短。

　　简言之,补法即采用速度慢、时间长、强度小的刺激方式;泻法即采用速度快、时间短、强度大的刺激方式。

第十章

进针与行针

针灸学到这个程度了，您是不是还没有碰过针呢？赶紧去买盒针，我们先学习如何用针，尝尝鲜。

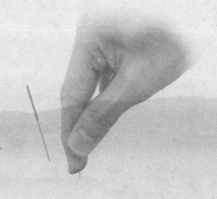

进针技术

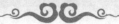

在古代,进针技术是非常重要的,因为古代的针灸针粗大并且不够锋利,缺乏技巧要么根本扎不进去,要么针刺很痛。而现代,如果是普通读者,我建议大家掌握进针技术之前,可以采用管针针刺,因为,市面上可以买到一次性套管针,只需要将针安放在要针刺的部位上,轻轻一拍,就能实现无痛进针。

下面向您介绍传统的进针手法。

第一步:请您掌心向下平伸右手(如果您是左利手,请伸出左手)。

第二步:拇指食指中指三指并拢在一起,形成鸟喙形。

第三步:将针夹持在三指间,针尖方向与手指方向相同,针尖悬空距离约 0.7cm。

第四步:收回前臂,沉肩、坠肘、悬腕。

第五步:练习抖腕,腕向下爆发力运动,尽量保持肘关节不动,三指用力夹持针体,针尖向下。抖腕过程,要求干净利索。

第六步:找一本书(非铜版纸),在书上练习针刺。要点是用腕力而不是肘关节运动,针刺过程中,三指始终用力夹持针体。

第七步:如果第六步能将针立在书本上,并能多次重复,那么即可以在人体上试针。一般来说,能将针立在书本上,那么就能在人体上无痛进针。

行针技术

针进入皮肤后,我们首先要将针送入需要达到的位置。对于初学者,一定要选择短针,只选用 1 寸和 1.5 寸针。一般来说,进入人体 0.5 寸就够了,如果选用 1.5 寸针,最多进入人体 1 寸。

达到指定部位后,最重要的就是行针。我在世界针灸学会联合会工作,常常有机会在世界各地诊所参观,发现外国针灸从业人员,普遍行针技术欠佳。这样,即使取穴正确,也很难取得应有的疗效。

对于行针,首先要熟悉捻转和提插两种方法。

捻转法:是将针刺入一定深度后,以右手拇指、食指和中指持住针柄,进行来回旋转捻动操作。一般捻转 180°~360°,不建议单向捻针超过 360°,否则针身易被肌纤维等缠绕。

提插法:是将针刺入一定深度后,使针在穴内进行上、下进退的操作方法。将针从浅层向下刺入深层为插;由深层向上退到浅层为提。一般要求指力均匀一致,幅度不宜过大,保持针身垂直,不改变针刺的

Tips:曾经见过一个自学进修生,他给我留下了十分深刻的印象。当时,我们都在医院实习,老师派他给患者行针,此人看上去挺温柔的,可扎得每个患者都哇哇叫,后来站他旁边观察,才发现他给人行针,始终是单方向捻转,自然肌纤维一下就牢牢缠绕针灸针,患者只有哇哇叫的份了。

角度、方向、深度。

以上两种手法，可单独应用，也可相互配合运用。

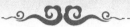

针 感

通过行针，患者会产生经气感应现象，出现酸、麻、胀、重等感觉，就叫针感。

根据病情，有时我们需要较强的针感，有时则需要较弱的针感，运用直针刺时甚至完全没有针感。针感的有无并非针效有无的标志，所以，不要一味追求强针感，给患者带来不必要的痛苦。

第十一章

三针疗法

严格地说,三针疗法是我在古典针灸实践中的经验所得,虽然三针疗法过于套路化,不可能解决所有问题,但是,对于初学者来说,掌握了三针疗法,无异于掌握了十八般武艺中的一种,无异于建立了一块学习针灸的根据地。

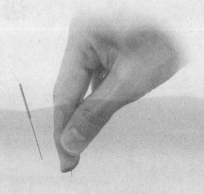

有点残酷

有过针灸体验的人,都知道针灸在进针的时候,并不像大家想象的那样痛,针灸真正难受的是,针扎上之后捻针的过程,酸、麻、胀、重、放电等种种感觉,不一而足。当经络实证的时候,尤其强烈。曾经有个朋友,白带过多,我给她针刺,当针一扎上,她就有了特别强烈的酸胀感,以致不让我再碰针。您知道,她是足太阴经实证,需要强刺激,不让碰针,如何能够保证疗效?可是,如果捻针,她宁愿放弃针灸治疗。如何能够既照顾到患者的感受,减轻痛苦,又能保证疗效?这个问题一直盘旋在我脑海。

有问题,就有前进的方向,向着这个方向努力,就能找到答案。泻法的目的是什么?是消耗经络的能量。

消耗经络的能量,又有哪些方式呢?

一个解决方案是经络内部解决问题。在同一条经络内部来解决的话,那就是强刺激,如果刺激强度减小,那么就需要增加针的数量,每根针消耗减少了,但是,总和还是一样。

另一个解决方案是,从系统外解决问题,从相应的表里经来解决问题,以达到尽量减少患者痛苦的目的。如果足太阴经实证,那么,就可以将气血引导到相应的足阳

> **Tips**:为什么强刺激能消耗经络的能量呢?拳击比赛估计大家都在电视中看过,双方拳手在连续攻击后,不论是攻击方还是防守方,能量都消耗巨大,以致摇摇晃晃,站立不稳。因为,在抵抗的过程中,不仅仅施动方耗能,受动方也耗能。

明经去,足太阴经扎两针,足阳明经扎一针,这样,也能缓解足太阴实证。

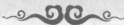

双向调节

可能,很快就有读者想到,如果我扎反了,会不会"补泻反,病益笃",而不敢下针。

事实上,这个是理论上的担忧,在临床中很难做到。因为,当经络虚的时候,经络的敏感性也相对较差,当针刺入后,机体反应并不强烈,依然是引导气血汇聚为主,在经络虚弱的情况下,很多时候针刺的感觉就像扎在棉花上,空空如也。因此,对于虚的状况,要想泻也不是那么容易做到的。同样,实证患者经络敏感性很高,往往一针下去,针感强烈,自动启动消耗,要想不泻反补,对于一般人而言,也是不可能的。

因此,在很多针灸学书中,都会提到穴位具有双向调节作用。

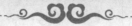

三针疗法

结合前面的是动点,我创造了"三针疗法"。如果手太阴实证,那么我会在手太阴经上针刺两针,对应的手阳明经上针刺一针,谓之手太阴三针;如果手阳明两针,手太阴一针,那么就叫手阳明三针。在临床中我与学生的交流,一般都用这个密语,以致很多来见习的学员,完全不知道我们在说什么。

手太阴三针,如图 11-1,治疗手太阴实证。

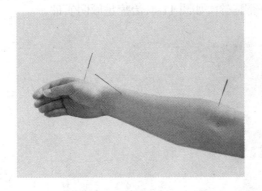

图 11-1

手厥阴三针,如图 11-2,治疗手厥阴实证。

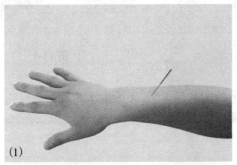

(1)

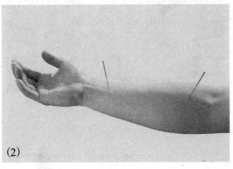

(2)

图 11-2

足太阴三针,如图 11-3,治疗足太阴实证。

足厥阴三针,如图 11-4,治疗足厥阴实证。

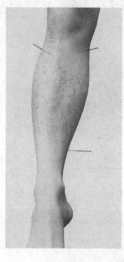 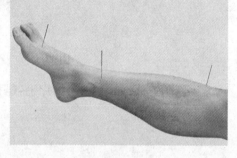

图 11-3   图 11-4

对于手少阴和足少阴,无论虚实通常都是只扎一针。

手少阴一针,如图 11-5。

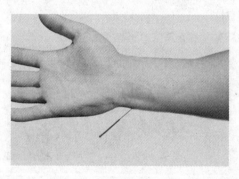

图 11-5

足少阴一针,如图 11-6。

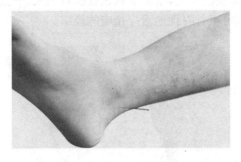

图 11-6

阳经的扎法,刚好相反,此处不再列举。

D 套餐

在介绍十六点法时,我们知道了有种人所有的经络都出现问题,称之为 D 级,现在结合三针疗法,我们会产生一个疑问,D 级的患者因为全身广泛性的存在问题,是不是每条经络都需要扎三针呢,那样岂不是要扎 24 针,岂不是成了半个刺猬? 呵呵,事实上,不用这么残酷。原则上一旦出现 D 级,我们的治疗方案都是一样的,那就是给他扎 D 套餐。

D 套餐的原理很简单,就是一旦全身广泛性的出现问题的时候,首先要解决的问题是吃饭问题,只要消化吸收还不受影响,就"留得青山在,不怕没柴烧"。

也就是说,先针对性的调节足太阴经,因此,足太阴经两针,加上足阳明经一针。一般来说厥阴系统对太阴影响最大,所以可以针刺一针足少阳经,为了上下平衡,再针刺手阳明经一针。这样总共十针,见图 11-7。随着足太阴经的好转,患者的精力就会慢慢恢复,很多症状也会随着消失,一旦身体恢复到 C 级,就可以针对性地治疗相应的经络。

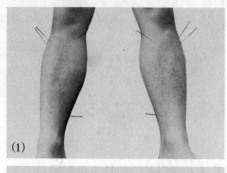

(1)

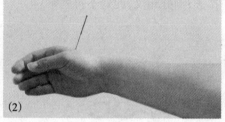

(2)

图 11-7

　　D 级患者的三大特征,还记得吗? 第一,易疲劳;第二,睡眠障碍;第三,消化道症状。只要按十六点法对身体状况评估时,有 13 点以上疼痛,再配合三个特征存在,那么,就请放心大胆地使用 D 套餐。

第十二章

针灸变法

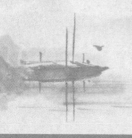

《灵枢·官针篇》:"凡刺之要,官针最妙。九针之宜,各有所为,长短大小,各有所施也,不得其用,病弗能移。"虽然文字很古老了,但是我相信读者都读懂了,意思就是针刺有大小长短不同的针,应该根据病情需要采取不同的工具,不然效果就不好。接下来简单介绍几种针灸的变法,增广见闻。

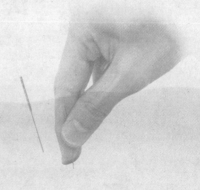

不同层次针灸方法

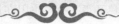

一般人心目中的针灸，多数只是一根小小毫针，事实上，即使在汉代也已经有了九种专业针具，如图 12-1。

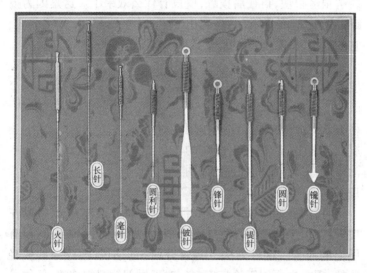

长针

圆利针

锋针

圆针

镍针

火针

毫针

铍针

锟针

图 12-1

后来为了满足临床的各种需求，更是发展出很多新的针灸工具，比如火罐、刮痧板、梅花针等。这么多的器具，要正确选择应用，就必须明白其基本原理。古人将病变层次分为皮肉筋骨脉五个层次，不同的层次采用不同的针刺方法。此处介绍几种常见、有效、易用的方法。

刮痧。想必大家多多少少了解一点刮痧，刮痧现在已经俨然成为美容界一种时髦的做法。刮痧的作用部位在皮部，主要用来治疗比较轻浅的疾病。比如感冒，首选就是刮痧，因为病在皮毛，治在皮毛，相反如果感冒，用常规针刺的方法，往往效果不如刮痧。

拔罐。很多人酷爱拔罐，所谓能拔出"火气""湿气"。拔罐的作用层次，比刮痧更深一些，作用在皮毛、皮下，甚至肌肉层。因为作用层次较多，所以，作用范围也相对较广一些，但是，一般来说，依然适用于较轻浅的疾病。事实上，很多人都有体会，如果是比较严重的疾病，在最开始几次拔罐的时候，缓解很多很快，再往后拔罐，就没有什么效果了。这是因为拔罐的治疗范围有限，一旦超出它的范围，只能是有心无力了。

挑刺。这是作用在皮肤层的典型针刺方法。著名针灸医生李定忠老师，特别擅长这种方法，由于这种方法的作用层次在皮肤，所以对皮肤病的治疗最直接，效果也最快，如图12-2。

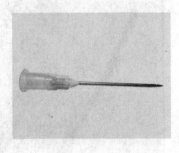

图 12-2

直针刺，如图12-3。这是浮针的前身。这种方法，针刺在皮下层，由于这一层没有痛觉末梢，因此，这种针刺方法，没有任何的痛苦。这种方法，用《官针篇》的话说，治疗寒邪较轻浅的，现在主要用于治疗疼痛。对于局部软组织伤痛，往往具有立竿见影的效果。南京符仲华博士，发展了这种方法称之为浮针，如图12-4，并创新了针刺工具，由于针具更粗，刺激更强，这样效果来得更快，治疗范围也相应扩大了。

再往深层组织，需要的技术越来越专业，风险也越来越大，如果没有经过专业学习和训练，普通读者切勿自己操作，本书就不再论述了。

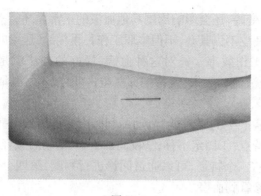

图 12-3

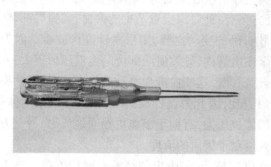

图 12-4

血病与放血

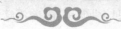

　　针灸的层次,可以划分为"皮肉筋骨脉"5层。血病,无疑是"脉"这一层的疾病表现。所谓"脉",就是现在所说的血管,包括动脉、静脉、毛细血管。血液最大的特点是流动,通过流动帮助身体各个器官进行新陈代谢。因此,如果血液失去了其流动的特点,则辅助新陈代谢的功能丧失,不但囤积代谢垃圾,色泽变暗,还会影响周围其他血液的正常循环。就像贪官污吏在其位不谋其政,不但本职工作稀里糊涂,还影响其上下单位的工作效率。针对这种血病,最好的办法就是除去坏血,让血液流动起来,就像把那些空占职位、不尽其职的坏官罢黜。

血病产生的原因是"流动不利",由此也导致血病表现出共同的特点:①固定不移;②夜间加重;③活动后减轻;④血瘀显现。前三个特征,可以通过问诊进行判断,第四个特征,则通过望诊看到血瘀。

血病治疗的核心原则是"菀陈则除之"。放血是最好的方法,常见方案有:针对深层看不见的瘀血,实施局部刺络拔罐;针对下肢明确的变动血管,用采血针进行放血。因为瘀滞的血液积聚在血管内,导致瘀滞部位的血液压力很大,一旦用放血针刺破血管壁,这些血液会自动流出,一些长期的瘀血甚至会有喷射表现,因此采血针放血时,患者多取站立体位,一方面是增加体位压力,有助于瘀血更畅通地流出,另一方面也方便医护人员对于瘀血的清理。

放血讲究技巧,与医生的技术有密切关系。医生应该做到"稳、准、狠",并且密切关注患者表现,防止晕血现象发生。所谓"稳、准、狠",就是手不抖,心不慌,对于病变血管一针见血;防止晕血,首先要对患者进行心理指导和鼓励,告知放血很快很轻松,并选择欢乐和谐的治疗环境,当察觉患者手心、额头微有汗出之时,医生立刻停止放血,让患者平卧休息。至于放血程度,"变色即止"便可,随着深暗色的血液流出,继续流出的血会慢慢变红,这就可以了。放血后让患者喝点糖水或温开水,嘱注意休息。

第十三章

晕针处理

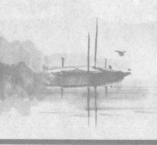

"大夫，我有点头晕"，小美喘着气说道。

只见小美额头冒汗，脸色刷白，全身似乎发着抖。

大夫见状，快步上前，拔掉所有的针，扶小美躺在治疗床上。

这就是传说中的晕针。

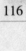

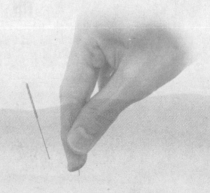

在诸多的医疗手段中，针灸恐怕是最安全的。一般来说，只要避免在胸背部针刺，以及正确处理晕针现象，就不会造成严重医疗事故。对于没有多少解剖学知识的初学者，原则上，禁止在胸背部针刺。同时，必须掌握晕针的处理技术，才可以真正实践安全针灸。

晕针是指在针刺过程中，患者突然发生头晕、目眩、心慌、恶心，甚至晕厥的现象，处理不当会造成休克乃至死亡。当然，也不用因噎废食，只要正确处理，晕针对人体不会有任何的损害，甚至如古人所说"百针不如一晕"，晕针甚至还会取得意想不到的效果。

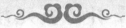

晕针原因

第一，晕针的最重要原因是恐惧。初次针灸者，由于缺乏针灸体验，而将日常生活中对普通锐利物扎伤的体验转嫁到针灸上，从而产生畏痛、紧张、恐惧等情绪。中医说"恐则气下"，很容易造成大脑供血不足，从而造成晕厥。

第二，空腹是造成晕针的另一重要原因。多数晕针案例都发生在患者空腹状态，即使患者声称并不饥饿，也容易造成晕针。

第三，针灸时采取坐位和站立位，容易造成晕针，特别是有直立性低血压史者，更易发生晕针。

第四，刺激过强。所谓过强，因人而异，很难度量。简单地说，刺激强度超过了患者的耐受程度，是为强。

第五，环境原因。诊室气氛凝重，空间狭小，包括天气阴暗，气压低都容易诱发晕针。

明白了晕针的原因，接着让我们来了解晕针发生的过程。

晕针按照发生过程,分为三期:先兆期、发作期和恢复期。先兆期,患者最先出现的症状是手心冒汗,接着额头冒汗。当额头冒汗时,医生就要高度警惕是否会晕针,从临床经验来看,如果额头冒汗,依然采取坐位或站立位,常常在一分钟以内,就会发生晕针。晕针发作期,患者多自诉头晕眼花,心悸胸闷,恶心,四肢无力。此时,必须进行干预,不然患者可能瞬间昏倒,不省人事或意识恍惚,面色苍白,全身冷汗,四肢冰凉,血压偏低,心率减慢,脉搏细弱。如果干预及时,处理得当,很快进入恢复期,患者神志清楚,自述全身乏力,面色由白转红,四肢转温,心率恢复正常,脉搏有力。晕针重的可以见 3 期典型发作症状,轻的可以直接进入恢复期。

晕针的预处理

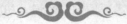

作为医生,一定要努力营造宽松、愉悦的针灸环境。对于有晕针倾向的患者,要耐心解释针灸为什么无痛,消除其恐惧心理,方便时让其他有针灸体验的患者帮助进行心理疏导。如果患者是空腹,嘱其进食饼干点心等食物后针灸。应尽量采取卧位进行针灸。若必须采取坐位或立位针灸,则密切关注患者,是否出现手心冒汗、额头冒汗,面色发白等症状。针灸时,要勤于询问患者感受,不追求更强刺激。

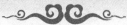

晕针时处理技巧

晕针发生后,最最重要的是,医生必须保持镇定的心态,并且传达给患者,这样才能缓解患者的紧张情绪,有利于控制晕针的发展。在临床上,我个人是这样处理的,首先若无其事地嘲笑患者不中用,居然晕针。这种方式看似不人道,但实际上传达出晕针并不可怕的信息,最能有效缓解患者的紧张。接着立即停止针灸,拔掉所有针灸针。将患者放平在诊疗床上平卧,与此同时,用大拇指指甲切患者中指尖,反复多次,直至头晕恶心缓解。若已经晕厥,改切中指为掐人中,反复多次,直至清醒。若有条件,倒一杯温糖水给患者饮用,有助于缓解晕针。若这些方法均不管用,立即打电话叫救护车,患者可能有别的原因。总结起来就是:嘲笑、拔针、平卧、中指、温水十字诀。

第十四章

医生三态

医疗的效果，不仅仅取决于针刺的技术，还取决于其他的辅助因素，最重要的就是医生三态。

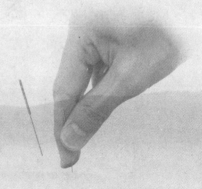

医生仪态

信心是关键。在针灸的诊疗过程中,患者对医生的信心是非常重要的,甚至我变态地认为"不信者不治",因为治而无功。为什么这么说呢,因为,针灸虽然见效快,但是,更多的时候需要坚持一段时间的治疗。另外,有的疾病是进展性的,一时无法控制,治疗需要一个过程。有些疾病出现反复现象是正常的,但是,患者不了解疾病的演变规律。再者任何疾病都是多因素造成的,针灸只是其中的一个环节。如果有信任为前提,患者是会配合治疗的,如果不信任就常常半途而废,从而否定整个针灸。

为了让患者对医生产生信心,除了努力提高诊疗水平,提高诊疗技术外,医生的仪态也是极为重要的。

医生的穿着,一定要干净整洁,谈吐要谦虚谨慎,动作要得体,神态要自然。因为,患者往往通过医生的外表来判断医生的水平,作为医生一定要传达出信心,让患者了解到,我们医生都是受过良好的专业训练,具有很高的素质。这是最容易做到的,可是很多医生却忽略了。

诊断心态

诊断心态,也是非常重要的。一般来说,有两种心态,我概括为画家与镜子的心态。画家的心态,常常是胸有成竹,尚未对患者进行全面的检查,已经先入为主,判定患者是什么原因引起的疾病。由于戴着有色眼镜看问题，所以，无法全面分析患者病情，很难准确判断患者疾病。

正确的做法，医生应该像镜子一样，客观地、原原本本地、如实地反映患者病情，只有建立在这个基础上，才可以对患者的病情全面掌握，全面分析。

治疗心态

医生在治疗心态上，常常犯的错误有两种。

第一，必须治好。无论任何原因，做出这个先验的决定，都会让医生背上沉重的包袱，其结果是利令智昏，不能准确判断病情，不能制定合理的治疗方案，不能有效贯彻治疗方案。

第二，必须很快治好。凡事都有个过程，疾病也有其规律，人们常常说，病来如山倒，病去如抽丝。疾病的发生发展和转归都要遵循一定的规律，如果藐视这个规律的存在，其结果，只能是欲速则不达。

事实上，疾病的影响因素很多，生活习惯，家庭环境，工作环境等，都可以影响到治疗效果，针灸只是诸多因素中的一个环节，努力将自己这一环做好，足矣！

客观对待疾病，并不是不体现人文关怀，而是作为一个医务人员，应该更透彻地了解疾病的发展规律，遵循这个规律，制定最有利的治疗方案，才能真正帮到患者，所谓道是无情却有情。

第十五章

针灸医德

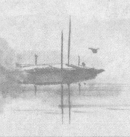

论述医德的书，可谓多矣，西方有《希波克拉底宣言》，中国有《大医精诚》，举世公认的经典，我原不必再赘述。然而，针灸有其个性，不揣浅陋，就现下针灸医生尤其需要重视的地方，略述一二。

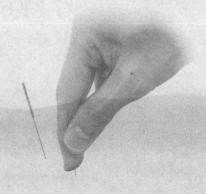

> "凡大医治病,必当安神定志,无欲无求,先发大慈恻隐之心,誓愿普救含灵之苦。若有疾厄来求救者,不得问其贵贱贫富,长幼妍蚩,怨亲善友,华夷愚智,普同一等,皆如至亲之想。亦不得瞻前顾后,自虑吉凶,护惜身命。见彼苦恼,若己有之,深心凄怆。勿避险巇、昼夜、寒暑、饥渴、疲劳,一心赴救,无作工夫形迹之心。如此可为苍生大医……"
>
> (唐·孙思邈《备急千金要方·大医精诚》)

慈 爱

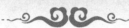

　　没有几个人喜欢踏入医院,更没有人喜欢扎针玩儿,大家都是有患而来,做了很多的心理准备,做了很多的社会调查,才忐忑不安地来针灸。面对这样的患者,唯有同体大悲、大爱无择才能让患者心里感到踏实,才能建立真正的信任关系,才能真正的良性互动。是,的确有些患者就是气鼓鼓,貌似来找茬,切记这正是由于身体厥阴出现问题,才会表现如此像刺猬一般,这时正需要医生宽广的胸怀,温暖的双手,幽默的语言,化作春风,扫除患者心中的阴霾。患者永远属于弱势群体,身体和心灵正承受着痛苦,渴望医生给予充分的理解与帮助。是,的确有很刁蛮的患者和家属,但是,请记住,这些人依然渴望医生的帮助,并且刁蛮只是少数。不要因为一些小概率事件,而改变您一贯的工作态度。

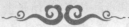

尊　重

尊重对于针灸医生来说,也异常重要。人体是自然界高度进化的产物,其复杂程度,超乎人们的想象。想仅仅凭自己聪明的大脑,就解决临床中的复杂问题,那是不可能的,我们需要好老师的指导。而针灸医生最好的老师就是患者,患者除了会给您提出问题,还会告诉您答案。患者既然是我们的老师,怎么能够不尊重呢? 事实上,只有尊重患者,悉心听取和仔细观察人体反映出来的各种信息,针灸医生才能快速成长。另一方面,以心换心,只有尊重患者,医生才能赢得患者的尊重,一个得不到患者真心尊重的针灸医生是一个失败的针灸医生。

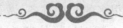

谦　虚

针灸,以及所有的医疗手段,从根本上说只是治愈疾病的辅助手段。也许很多人会困惑,难道说医生只不过是辅助治疗而已? 并不是这样,医生在整个治疗过程中非常重要,但治疗又不仅仅是靠医生。尤其针灸不引入外加制剂或药物,是通过刺激患者身体的某些部位,进而激发患者的自我康复能力,顺势调动全身功能来治愈疾病。在针灸治疗中,患者的自我康复能力起到了主导作用,是内因。针灸医生采用某种方法刺激患者身体,是外因。如果医生好大喜功,以为治愈疾病是自己的功劳,将容易夸大外因的作用。在审视和解决疾病的时候,医生就容易一意孤行,试图通过一己之力扭转乾坤。急功近利,往往事与愿违。古人说"谦受益",不是玩笑。

无论是古代还是现代,无论是东方还是西方,大多数的医生都秉承医德,治病救人。无数的医生,用毕生的实践,塑造了"医生"这个神圣的职业。我们以能成为医生而自豪,以能用自己的技术,帮助人们解除痛苦而自豪,我们以能追随历代苍生大医,成为一个对社会有贡献的人而自豪。

第十六章

常见病治疗

131

从负责任的角度来看,最好不写这一章,因为,针灸是一门复杂而严肃的学问,作为初级读物,书中不可能进行专业化详尽叙述,如果读者误认为书中言简意赅的描述就是全部事实,那么,我就是在宣传伪科学,罪莫大焉!但是,对于一些读者,切实需要将理论运用到实践的引导和示范,所谓知其落处,方有受用。事实上,极强的实践性,恰恰是中国古典针灸几千年来延绵不绝的最主要原因,也是其魅力所在。前面已经进行了大量的文字铺垫,爬过了无数的枯燥理论,此刻放弃登顶瞭望的高潮,无有是理!因此,我甘愿将来留有话柄,也要略举数例,将古典针灸落到实处。

严格地说，这一章应该叫常见症状防治，因为，针灸对于病的认识与西医有些区别，而普通人对于疾病的认识，多半属于西医。但是，两种医学在症状的认知上是一致的。可是，如果用"常见症状防治"，非常容易引起治标不治本的联想，从而使读者失去对针灸的信心，因此，姑且称之为常见病防治。

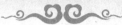

颈椎病

　　大多数的颈痛、肩部和上肢部沿经络出现的酸麻胀重痛的感觉都是颈部结构和功能改变引起的，所以有必要首先认识颈部。颈部共有三条阳经分布，前面为阳明经，侧面为少阳经，后面为太阳经，这三条经络共同维持颈部的稳定和灵活。由于稳定和灵活是一对矛盾，即使对于人体，这种大自然高度进化的产物，要维持这对矛盾平衡，也是非常困难的。

　　在颈部疼痛的认识上，针灸与西医有所差别。试看对于颈椎病，西医的认识是由于颈肩部肌肉劳损、颈椎间盘突出，颈椎骨质增生及颈项部韧带钙化等原因，刺激了与之相邻的血管、神经、脊髓、食道及气管等，影响了其正常的生理功能，从而引发出一系列肌肉、韧带、血管、神经、脊髓等临床症状的综合证候群。

　　而在针灸看来，颈椎病极少是由骨骼病变引起的，骨质增生或者椎间盘突出并不是造成颈部不适的罪魁祸首，比如说骨质增生是由于颈部稳定性不够后，机体为了维持颈部稳定性而自发增生，就像大厦摇摇欲坠，人们会增加柱子加固一样。大家不妨试想，如果骨质增生或者椎间盘突出是主要原因，那么只要骨质增生或者椎间盘突出存在，那么症状就不可能缓解，更不可能迅速缓解。然而，生活经验告诉我们，即使有骨质增生或者椎间盘突出也不是每天都有症状,如果您接受过针灸治疗,常常有症状在瞬间得到缓解的体验。

针灸认为大多数颈部不适,都是肌肉功能紊乱引起的,由于既要维持稳定,又要保持灵活,颈部肌群本身就很容易纠结,如果再有长期姿势不当等原因,打破了平衡,就容易造成肌张力不等,肌肉痉挛或者肌肉敏感性提高等现象,进而导致压迫性或摩擦性的无菌性炎症,诱发疼痛。

颈部疼痛,在针灸看来,多属于阳经病,是层次比较低的疾病,治疗起来比较简单,事实上很多所谓的颈椎病,用针灸都取得了很好的效果。

颈部的前面、侧面、后面,分别由阳明经、少阳经和太阳经分布。这三条经络共同维持颈部的灵活和稳定。这三条经络中,当其中一条或多条经络出现问题,就容易造成一系列不适症状。最主要的就是疼痛,颈部疼痛或者沿经络分布的上肢部疼痛,有时也会出现酸麻胀重等其他感觉。

要治疗颈椎病,首先必须明确是哪条经络的问题,怎么确定呢?依然是老三套——望切问。前面已经大量篇幅论及,此处不再赘述。

有意思的是,颈椎病常常阳明、少阳和太阳三条经络都会出现问题,切诊经络都会出现疼痛。这是由于三条阳经在颈部的分布,异常错综复杂,彼此关系密切,只要一条经络出现问题,其他经络都会受到牵连。据此,我们发明了一种颈部疼痛的傻瓜治疗方法,那就是不管是哪一条经络引起的,三条阳经都扎上,如图 16-1。

一个非常重要的技巧是,针扎上并获得针感后,缓缓做点头抬头、左看右看动作各十次,每隔十分钟做一组。常常在活动数次后,原来的疼痛缓解,活动幅度增大。

通过这种方法治疗一段时间后,大部分不适症状会消失,可是某些地方特别顽固,疼痛依然存在,这时我们就要采用定点消除的方法。采用直针刺的方法,消除痛点,彻底治疗。

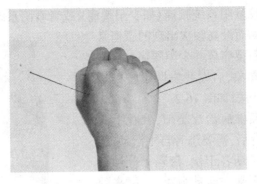

图 16-1

腰椎病

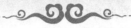

　　腰部疼痛与颈部疼痛稍有差别,颈部疼痛常常都是阳经的病,很少阴经引起颈部疼痛。而腰部则不然,足太阴经也常常引起腰痛,另外,瘀血也常常引起腰痛。针对腰椎病的特点,按照常规,首先进行经络诊断,明确是哪条经络的腰痛,辨别是气病还是血病。明确经络诊断后,再用三针疗法进行治疗,或者放血治疗。

　　为了方便,将腰痛分为太阴、厥阴和少阴三大类,阳经腰痛包含在其中。太阴腰痛,患者采用仰卧位接受针灸治疗;少阴腰痛一般采取俯卧位;而厥阴腰痛则或仰卧或俯卧。对于那些只要是腰痛,都一律采用俯卧位治疗的做法,我持质疑态度。

　　在临床中,太阴经腰痛相对较少,厥阴和少阴系统腰痛较多。有意思的是,腰痛患者中厥阴和少阴常常同时发生改变,很难判定谁主谁次。也就是说少阴系统腰痛(如太阳腰痛),

常常诱发厥阴系统腰痛(如少阳腰痛),或者厥阴系统诱发少阴系统。而最高频次出现的腰痛常常是太阳腰痛合并少阳腰痛。这种有趣的现象,启发我发明了腰椎病的傻瓜扎法,如图 16-2。

与颈椎病治疗类似,针扎上并获得针感后,需要患者自主活动,腰部左右晃动各十次,每隔十分钟做一组。常常在活动数次后,原来的疼痛缓解。

前面已经介绍过,阳经与阳经是相通的,因为手太阳与足太阳,可以统称之为太阳。那么,腰上有病,能不能用手上的阳经治疗呢?答案是肯定的,事实上,在临床中治疗腰痛的第二套傻瓜扎法是针刺手三阳经,与治疗颈椎病一样,见图 16-1。

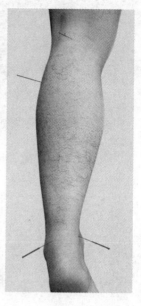

图 16-2

通过这种方法治疗一段时间后,大部分不适症状会消失,可是某些地方特别顽固,疼痛依然存在,这时我们就要采用定点消除的方法。采用直针刺的方法,消除痛点,彻底治疗。

肩周炎

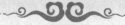

肩部疼痛一般只涉及 4 条经络,手太阴经和三条阳经,现在逐一介绍。

手太阴经肩周炎,特点是疼痛的部位在最前面。当然,我们最终确定诊断,还是要三诊合参。如图 16-3。

针对手太阴的肩周炎治疗,采取三针疗法,配合肩周关节的运动。如果痛点未能消除,再配合直针刺法做定点消除。

阳明肩周炎,特点是疼痛部位在手阳明经上,同时,容易出现消化道症状。

治疗方案为:

第一步:针刺足阳明有针感后,配合运动肩关节1分钟,并留针10分钟。

第二步:加针手阳明经穴位,配合运动肩关节1分钟,共两组,并留针20分钟。

第三步:将手足阳明经穴的针取下后,用直针刺,定点消除痛点。

少阳与太阳经肩周炎仿阳明肩周炎治疗,如图16-4。

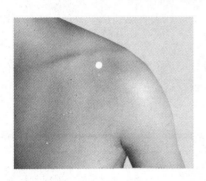

图 16-3

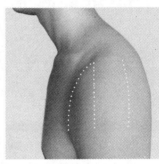

图 16-4

附一　针灸定义探索

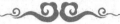

一段引人深思的对话。

A:我最近用针灸治疗癫痫效果很好。

B:您扎的是什么穴位,可以分享一下经验吗?

A:当然可以分享经验,但是我不是扎穴位,而是在大脑某个区域安放电极。

B:这也叫用针灸治疗癫痫?

A:当然是,至少我认为是。

B:(沉思……)

起源于中国的针灸医学,以其适应证广、起效快、应用方便、毒副作用低等优点,普遍为人们所接受,全球传播日益广泛,已经成为世界医学的重要组成部分。进入21世纪,以针灸立法、纳入大学教育、针灸标准化为标志的第二次世界"针灸热"也已经到来,针灸医学迎来了前所未有的发展机遇。然而,上面对话中发生的分歧,似乎提示对于什么是针灸医学缺乏深入的研究。如果说我们无法明确定义针灸医学,那么,对针灸医学的立法就意味着对象不明,针灸医学的科研、教育和标准化将思路不清,针灸医学的发展将渐渐迷失方向。

针灸学定义回顾

温故可以知新,考察针灸学教材中对针灸的定义,或许有所裨益。我选取了几版针灸学教材,此外还选用了世界卫生组织西太区编写的传统医学名词术语国际标准,其中对于针灸的定义如下:

针灸学是以中医理论为指导,运用针刺和艾灸防治疾病的一门临床学科。它是祖国医学的重要组成部分,其内容包括经络、腧穴、针灸方法及临床治疗等部分。(邱茂良主编.针灸学[M].第1版.上海:上海科学技术出版社,1985:1.)

针灸学是以中医理论为指导,在继承和发扬古代针灸学术思想和宝贵实践经验的基础上,运用传统与现代科学技术来研究经络、腧穴、操作技能、治疗法则、作用机制及防治疾病规律的一门学科。(孙国杰主编.针灸学[M].第1版.北京:人民卫生出版社,2000:1.)

针灸学是研究针灸基本理论、腧穴主治、诊疗技术及诊疗规律的科学,是中国传统医学的重要组成部分。(邓良月主编.国际针灸学教程[M].第1版.北京:华夏出版社,2004:1)

针灸学(science of acupuncture and moxibustion)是以中医理论为指导,研究经络、腧穴及刺灸方法,探讨运用针灸防治疾病规律的一门学科。它是中医学的重要组成部分,主要内容包括经络、腧穴、刺法灸法及针灸治疗。(石学敏主编.针灸学[M].第2版.北京:中国中医药出版社,2007:1.)

Chinese:鍼灸;鍼灸學

Description:(1)a collective term for acupuncture and moxibustion;(2)a branch of traditional Chinese medicine which mainly involves the theory of meridians,location,usage,indications and combinations of acupoints,needling manipulations and application of ignited moxa in the treatment of disease through regulation of qi,blood and visceral functions.

(International Standard Terminologies on Traditional Medicine in the WPRO,2007)

诸教材对于针灸的定义,大同小异,基本可以概括为针灸是以中医基础理论为指导,以经络、腧穴、刺灸法和疾病诊疗规律为主要研究内容的一门学科,认为针灸是中医学的一部分。

上述定义一致认为针灸是以中医基础理论为指导,然而在实践中却出现了大量该定义无法涵盖的现象。诸如耳针疗法、头针疗法等的出现与应用,并非运用中医理论进行指导。其次,教科书对针灸的定义认为针灸的研究对象,主要包括经络、腧穴。然而,发源于"古九针"(《黄帝内经·灵枢》)的小针刀疗法、浮针疗法并不运用经络和腧穴诊疗,以西医的各种理论指导下的针灸,如扳机点理论,与经络、腧穴不相干,最近几十年来盛行的以全息理论指导的各微针系统,同样没有经络、腧穴的概念。

从古至今针灸医学发生了巨变,从经络学说到全息理论、生物力学系统理论的出现,从传统的针刺与艾灸,到激光针、磁疗、电针等的普遍使用,针灸医学的理论和诊疗方法都有了重大的突破,传统的针灸学定义已经捉襟见肘,不能满足实践的需要,无法涵盖实践中的新现象。如果旧理论不能满足实践的需要,或出现了新的现象,原有理论无法解释,那么就应该对旧理论进行改造,创造出新的理论满足实践的需要。为了进一步推动针灸医学的发展,对针灸医学重新定义迫在眉睫。

针灸医学的新定义

给针灸医学下一个准确的定义不是容易的事情。但是,依据下定义的基本方法,和对针灸医学内涵的把握,我们依然可以尝试对针灸医学重新定义。

传统的针灸定义,虽然由于其外延过窄,无法涵盖针灸实践中的新现象,但基本体现了针灸的特征。因此,我们可以从传统的针灸定义中吸取有用的成分。

传统的定义中,涉及经络和腧穴,认为这是针灸的核心,也是基本特征。比较全息理论、神经反射区等新兴理论指导下的针灸,针刺部位并非经络和腧穴,但是与传统经络和腧穴也有共通点——都是人体一定部位。因此,我们认为这是针灸医学的一个基本要素：人体一定部位。

传统的定义中，涉及刺法和灸法，可是随着先进科技成果在针灸领域的运用，很多刺激方式已经无法归类为刺法还是灸法，比如激光针、磁针，但是，与传统的刺法灸法相同的是刺激，差别在于刺激方式的不同。这样就能抽象出针灸的另一个基本要素：刺激方式。

传统的定义中，涉及疾病诊疗规律，事实上这与针灸的指导理论是同一的，有怎样的理论指导，就有怎样的诊疗规律，此处不赘论。

传统的定义中，特别强调针灸医学是在中医理论的指导下，如前所述，大量的新理论已经运用到针灸医学中来，并且取得了很好的实践结果。但是，我们必须承认的是：在传统理论指导下，针灸取得了很好的疗效，与此同时，新理论指导下的针灸也取得了一定的疗效，而新旧理论尚未融合，彼此自成体系，一时难以分出高下。因此，在给针灸医学下定义的时候，我们完全可以从实用的角度回避针灸医学的理论问题，给各理论的发展提供宽松的学术环境。

在我看来，传统的针灸定义中，缺失了一个基本要素：时间。针灸医学是特别注重时间的医学，比如子午流注针法、针刺的时机、留针时间的长短等，因此，针灸的定义中，理应加入时间这一要素。

归纳起来，针灸医学的定义就是：通过在人体一定部位给予一段时间的某种刺激，激发人体自我康复能力，调整身心状态的医学。

针灸医学新定义的意义

一门学科的定义对于学科的发展是至关重要的，其重要性很可能都超乎我们的想象，试看传统的定义对针灸的影响。在传统定义指导下，针灸成为隶属于中医的一个分支学科，因此，针灸教材中常常照搬中医理论，可以毫不夸张地说，针灸没有自己的诊断学,因为针灸学生学习的诊断方法,完全是中医的诊断方法。

中医、针灸课程设置对比表

学科	课程				
中医	中医基础理论	中医诊断学	中药学	方剂学	中医内科及其他各科
针灸	中医基础理论	中医诊断学	经络学、腧穴学	针灸处方学	针灸各科

知古论今,我们可以推测针灸医学的重新定义也会对针灸的发展产生深远的影响。

第一,由于长期以来,人们认为针灸医学的指导理论就是中医理论,造成了思想上的僵化,针灸理论缺乏创新意识。针灸医学的新定义回避了针灸的指导理论问题,为新兴理论提供自由发展的空间。这样有利于理论的大融合,有利于产生能够指导临床实践的新理论。

第二,在机构设置方面,中国没有独立的针灸院校,只能是中医药大学的一个院系,独立的针灸医院也很少,多数都是中医院或西医院的一个科室,如果能够明确针灸医学、中医、西医的关系,那么,从机构设置上,针灸医学将取得应有的位置。

第三,由于针灸医学定义界定了针灸医学的几大要素,为针灸医学的发展指明了方向,有利于针灸医学向更宽领域拓展,如刺激部位可以深入到体腔内;有利于现代科技的介入,比如各种刺激方式的革新;有利于现代医学现有成果的吸取,比如人体生物节律在针灸医学中的运用等。

结语

回到前面的那段对话,我们发现 A 君的方法完全符合针灸医学的新定义,真的是用针灸医学治疗癫痫,我们完全有理由尽情地发挥自己的想象力,让针灸医学深入胸腔、腹腔、颅内,突破经络的束缚,让针灸医学充分运用现代科技成果改进针灸医学刺激方式,无痛针灸不再是梦想,让针灸医学消化吸收中医和西医的研究成果,中西结合成为可能,让针灸古医重辉,让针灸医学造福全人类!

附二　十二经络详说

雷公问于黄帝[1]曰:禁脉[2]之言,凡刺之理,经脉为始,营其所行,制其度量[3],内次五藏,外别六府[4],愿尽闻其道[5]。

[1]《灵枢》中有黄帝问岐伯的文章,也有雷公问黄帝的文章,一般来说雷公问黄帝的文章写作年代比较靠后一些,从这里也可以看出《黄帝内经》针灸也是逐渐发展的过程。

[2]禁脉,错字,实指"禁服",是《灵枢》中一篇文章,第八卷第四十八章,大家有兴趣可以参阅。

[3]制,作"知"解;度,所以测长短也;量,所以测多少也。意思是学习针刺的机理,首先要懂得经络的循行始终,知道它的长短和所含气血的多少。

[4]经络内连五脏,外连六腑。藏,即脏,包括:心(心包)、肝、脾、肺、肾。这里的"藏",不同于西医中的"脏",它不仅仅是一个器官,而是一个系统,指深层的、内在的、具有某一种功能的器官的整体,并不是具体指某一个器官。心、肝、脾、肺、肾、心包这些"藏",分别对应着"府",小肠、胆、胃、大肠、膀胱、三焦。脏腑相为表里。

[5]尽,指详尽地,详细地。道,指道理。

黄帝曰:人始生,先成精,精成而脑髓生[6],骨为干,脉为营,筋为刚,肉为墙[7],皮肤坚而毛发长[8],谷入于胃,脉道以通,血气乃行[9]。

[6]人最初由男女之精媾和而成,精又生成脑髓。

[7]以骨为支柱,以脉道营运血气,营养周身,以筋来约束骨骼,以肉为墙垣来护卫在内的脏腑组织。这里是将人体比喻为

一个建筑物,用现代的话来说就是以骨喻建筑物的主干,脉喻管道系统,筋就像钢筋,肉则是混凝土。

[8] 等到皮肤坚韧,毛发长出来的时候,人就成形了。

[9] 谷,指各种食物,乃后天之精。人进食后,消化吸收营养物质再运行于脉道中,使血气得以运行。此处的脉,是狭义的,指血管。

这一段讲了经络的五个层次:皮、肉、筋、骨、脉,对于指导针灸的诊断与治疗非常重要。整个经络体系纵向看来可以分为十二经络,从横向上看,经络又可以分为皮、肉、筋、骨、脉这五个层次。诊断中我们不仅要判断病位,还要判断病在哪个层次。体位相应,以皮治皮,以肉治肉,以骨治骨,哪个层次的病就通过哪个层次来治疗。

雷公曰:愿卒闻经脉之始生[10]。

黄帝曰:经脉者,所以能决死生,处百病,调虚实,不可不通[11]。

[10] 始生,可以理解为始终、始末。

[11] 此段讲述了经络的主要作用:决死生,处百病,调虚实。

决,指辨别;死,病重;意思是经络可以辨别病轻病重。

处,指处理、调理。治病的过程其实就是一个患者自我调节、自我康复的过程。医生的作用在于恢复或者调动患者自我康复的能力。处百病,意思是,调理各种疾病。

调虚实,指调理脉的虚实,治疗虚实的病证。

通,此处有两层意思,一是指,以上所说不可以不通晓;二是指,经络要通畅。"通则不痛,痛则不通",脉不可以不通畅。

下面学习经络的具体内容,每条经络我们都将从循行和病候两方面学习。

太阴系统

一、手太阴肺经

肺手太阴之脉,起[1]于中焦[2],下络大肠,还循胃口[3],上膈属肺,从肺系[4]横出腋下,下循臑[5]内,行少阴心主[6]之前,下肘中,循臂内上骨下廉[7],入寸口[8],上鱼[9],循鱼际,出大指之端;其支者,从腕后直出次指内廉,出其端。

[1] 起,从此处开始。下络,向下联络。还,指经络去而又复回。循,沿着一定方向运行。横,指经络平行。出,指经络由深部到浅部。属,经络连其本脏称属。直,经络直行。

[2] 中焦,此处的中焦,指胃脘部。

[3] 胃口,指胃的上口,贲门。

[4] 肺系,与肺脏相联系的气管、支气管、喉咙共同组成的系统。

[5] 臑(音闹),指从肩以下开始的上臂。

[6] 少阴心主,为两条经络,手少阴心经和手厥阴心包经,手太阴肺经位于这两条经络的前侧,即手臂内侧前三分之一。

[7] 廉,边的意思。

[8] 寸口,即手腕部桡动脉最明显处,把脉的部位。

[9] 鱼,指大拇指根部肌肉最发达部位。

肺的经络叫手太阴经,起始于中焦,向下联络大肠,返回环绕胃贲门,上贯膈膜,而入属肺脏,再通过气管、喉咙横行出走腋下,然后往下沿着上臂内侧,在手少阴心经及手厥阴心包经的前面,下到肘中,沿前臂内侧,经掌后高骨下缘,入寸口动脉处,前行至鱼部,沿鱼际而出于大指尖端。手太阴肺经的支脉,从手腕后直出食指内侧的尖端与手阳明大肠经相连。

以上是手太阴肺经的循行路线,主要分布在手臂内侧,属肺脏,通过喉咙,由此可以看出该经络与胃、大肠、肺有密切联系。

各条经络所反映的病证与经络的循行路线关系十分密切,主要表现在循行路线及其所联络的脏腑上,但是也有一些病证表现在循行路线以外的其他部分,关于这方面的原理已经失传。下面我们来学习手太阴肺经所反映的病证。

肺经主治哪些病证呢?

是动则病,肺胀满膨膨而喘咳,缺盆中痛,甚则交两手而瞀,此为臂厥。是主肺所生病者,咳,上气喘喝,烦心胸满,臑臂内前廉痛厥,掌中热。

"是动则病",是,这里;动,变动;则,就;病,问题。这里有变动就是出现了问题。本经主要病证为,肺部胀满、膨闷喘咳,缺盆部疼痛,病情严重的,患者常两手交叉紧按胸前,视物模糊不清,这叫臂厥病。咳嗽,呼吸气逆,张口哮喘,心烦、胸廓胀满,上臂内侧发痛、掌心发热。

气盛有余,则肩背痛风寒,汗出中风,小便数而欠。气虚则肩背痛寒,少气不足以息,溺色变。

手太阴肺经气盛而有余时可发生肩背疼痛,恶风,出汗,小便次数增加而尿量不多。经气虚时,可见肩背疼痛怕冷,呼吸短促,尿的颜色发生改变。

除了《灵枢经》中所记载的上述疾病外,肺经循行部位发生的疾病也可用本经治疗。

为此诸病,盛则泻之,虚则补之,热则疾之,寒则留之,陷下则灸之,不盛不虚,以经取之。盛者寸口大三倍于人迎,虚者则寸口反小于人迎也。

以上这些病证,治疗时,气盛的采用泻法,气虚的采用补法,有热的采用速刺法,有寒的则要留针,阳气虚而陷下的则采用灸法,若不盛不虚的,则从本经平补平泻治疗。本经气盛的患者,其寸口脉大于人迎脉三倍;气虚的患者,其寸口脉反而小于人迎脉。

关于针灸的手法,如虚实补泻等以下十一条经络均相同,此后不详解。关于寸口与人迎脉的比较脉法,我不知,不敢妄议。

二、手阳明大肠经

大肠手阳明之脉,起于大指次指[1]之端,循指上廉,出合谷两骨之间[2],上入两筋之中,循臂上廉,入肘外廉,上臑外前廉,上肩,出髃骨之前廉[3],上出于柱骨之会上[4],下入缺盆[5],络肺,下膈,属大肠[6];其支者,从缺盆上颈,贯颊[7],入下齿中,还出挟口[8],交人中,左之右,右之左,上挟鼻孔[9]。

缘术入道——开启古典针灸之门 KAIQI GUDIAN ZHENJIU ZHIMEN

148

［1］大指次指，大指的次指，即食指。

［2］合谷，指虎口。

［3］两筋之中，拇指后翘，拇指根部形成的凹陷处，解剖学称之为
鼻烟窝。髃骨，肩胛骨与锁骨相连接处。

［4］柱骨之会，指大椎。

［5］缺盆，指锁骨两侧的凹陷处。

［6］该经络联络肺，属大肠。

［7］贯，经络从中间穿过称贯。

［8］挟，经络并行于两旁称挟。该经络古时又称"齿脉"，下齿痛
首选该经络。

［9］左之右，右之左，左侧的经络向右行，右侧的经络向左行。上
挟鼻孔，与足阳明胃经相连接。

手阳明大肠经，起始于食指尖端，沿食指的桡侧，通过第一
掌骨和第二掌骨形成的虎口部，向上进入拇指根部两筋之间凹
陷处，沿前臂桡侧缘到达肘部，再向上经过臂部外前缘而到达肩
部，经髃骨（肩端与锁骨相接的骨缝）前面，向上到达大椎之上，
再向下通过缺盆，联络于肺，通过膈肌，而与大肠相联属。它的支
脉，从缺盆上走颈部，通过颊部入下齿龈，回转过来经上齿，左右
两脉相交于人中穴，自此左脉走右，右脉走左，再往上走，挟行于
鼻孔的两侧，与足阳明胃经相接。

以上是手阳明大肠经的循行路线，主要分布在手臂外侧，联
络大肠、肺，通过膈肌。

是动则病，齿痛颈肿。是主津所生病者，目黄口干，鼽衄[10]，
喉痹，肩前臑痛，大指次指痛不用。气有余则当脉所过者热肿，虚
则寒栗不复[11]。

［10］鼽衄，鼻塞，流鼻血。

［11］不用，指没有力气，麻痹，软弱，活动不灵。不复，指难以恢
复温暖。

主要病候为牙齿痛，颈部肿大。眼睛发黄，口干，鼻塞或出
鼻血，喉部肿痛，肩前及上臂疼痛，食指疼痛不能动等。本经气有

余时,在大肠经络所过的部位发热而肿;气虚时,畏寒战栗,难以恢复温暖。

为此诸病,盛则泻之,虚则补之,热则疾之,寒则留之,陷下则灸之,不盛不虚,以经取之。盛者人迎大三倍于寸口,虚者人迎反小于寸口也。

小结:本条经络与下一条足阳明胃经首尾相连,关系密切,可以统称为阳明经。这两条经络都可以治疗牙齿的疾病,上齿对应足阳明经,下齿对应手阳明经。

三、足阳明胃经

胃足阳明之脉,起于鼻之交頞[1]中,旁纳太阳之脉,下循鼻外,入上齿中[2],还出挟口环唇,下交承浆[3],却循颐后下廉,出大迎[4],循颊车,上耳前,过客主人,循发际,至额颅[5];其支者,从大迎前下人迎[6],循喉咙,入缺盆[7],下膈属胃络脾[8];其直者从缺盆下乳内廉,下挟脐,入气街中[9];其支者,起于胃口,下循腹里,下至气街中而合,以下髀关,抵伏兔[10],下膝膑中,下循胫外廉,下足跗[11],入中指内间;其支者,下膝三寸而别,下入中指外间;其支者,别跗上,入大指间,出其端[12]。

[1] 頞(音饿),指鼻梁。頞中,指梁中的凹陷处。

[2] 上齿疾病常用足阳明胃经治疗。下齿疾病常用手阳明大肠经治疗。

[3] 承浆,位于下唇中央下方凹陷处。

[4] 出大迎,出,凡经脉篇用"出"字,均为动脉所在;大迎为面动脉搏动处。

[5] 颊车,客主人,均为穴位名,位于头部两侧,颧骨上缘。

[6] 人迎,颈总动脉。

[7] 缺盆,指锁骨两侧的凹陷处。入缺盆,从表到里;出缺盆,从里到表。

[8] 足阳明胃经,属胃,联络脾。脾胃为表里的关系。

[9] 气街,腹股沟。

［10］胃口，指胃下口幽门。髀，大腿。伏兔，股四头肌，古代扎此
穴时，常常跪着扎，此时大腿部的肌肉形状像趴着的兔子。
［11］足跗，指足背部。
［12］环，指经络环绕于某部四周；却，指经络进而退却；过，指经
络通过支节的旁边；直，指经络直行；合，指经络两支相并；
抵，指到达；别，指经络另出分支。

足阳明胃经，起于鼻旁，上行至鼻根部，左右相交，沿着鼻的
外侧下行，入上齿龈，再折回环绕口唇，向下至承浆，左右相交，沿
下颌骨折回至面动脉搏动处，经颊车，上行于耳前，通过颧骨上
缘，抵达额颅部。其支脉，从面动脉搏动处前至颈总动脉，沿着
喉咙进入缺盆，再向下至脐两侧，而进入腹股沟处；另一支脉，起
于胃口，下至腹内，而与前直行经络在腹股沟会合，再向下经大腿
根部直抵伏兔，通过膝盖，沿小腿的前侧至足背，再到达中趾内
侧；另一支分支，从膝下三寸处分出，向下至中趾外侧；再一条支
脉，从足背斜出，到足大趾尖端而出，与足太阴脾经相连接。

小结：足阳明胃经与手阳明大肠经首尾相连、关系密切，可
以统称为阳明经。粗略地说，人体站立时，前面能看到的部分属
于阳明经，如面部，胸前，手臂前侧，腿前侧，直至脚的中间三根
脚趾。

是动则病，洒洒振寒，善伸数欠，颜黑[13]，病至则恶人与火，
闻木声则惕然而惊，心欲动，独闭户塞牖而处，甚则欲上高而歌，
弃衣而走[14]，贲响腹胀，是为骭厥。是主血所生病者，狂疟温淫
汗出，鼽衄，口㖞唇胗[15]，颈肿喉痹，大腹水肿，膝膑肿痛，循膺、
乳、气街、股、伏兔、骭外廉、足跗上皆痛，中指不用。气盛则身以
前皆热，其有余于胃，则消谷善饥[16]，溺色黄。气不足则身以前
皆寒栗，胃中寒则胀满。为此诸病，盛则泻之，虚则补之，热则疾
之，寒则留之，陷下则灸之，不盛不虚，以经取之。盛者人迎大三
倍于寸口，虚者人迎反小于寸口也。

［13］胃经分布于脸上较广，可表现为面色暗淡、发黑。
［14］癫狂的表现，此处很多人怀疑并非属于此经，疑是流传中

有误。

[15] 口㖞唇胗,口偏,歪,唇肿。此经络可以用于治疗面瘫。

[16] 关于消化这里介绍几点:能吃,说明胃热;厌食,说明胃寒,胃气不足。想吃但不消化,说明胃气足,脾功能不好。消谷善饥:现代的两种病甲亢和糖尿病,常常表现为该症状。

主要病证,表现为畏寒,常打哈欠,面部色黑,病情严重时,怕见人及火光,听到木头声响则恐惧,心动不安,喜欢将门窗紧闭,独居室内,另外更严重的情况是登高而歌,弃衣而走,腹胀肠鸣,这种病叫做骭厥。本经所主疾病还有,神志狂乱、高热、出汗、鼻塞、出血、嘴角歪斜、口唇生疮、颈部发肿、喉部肿痛、水肿腹大、膝盖肿痛;沿着前胸、乳部、气冲穴、大腿、伏兔穴、小腿外缘及足背等处均痛,足中趾不能活动。本经气盛,则身前均热。胃气有余,易于消化水谷,容易饥饿,小便黄色。胃气不足,则身前感觉寒冷,胃中有寒,则感觉胀满。

治疗疾病小结:

(1) 治疗牙齿疾病:足阳明胃经——上齿;手阳明大肠经——下齿。

(2) 治疗面瘫疾病:常常选用足阳明胃经,或者手阳明大肠经。这两条经络的循行都经过面部。

(3) 治疗消谷善饥症状的甲亢、糖尿病,可以选用足阳明胃经。

(4) 治疗前头痛:首选足阳明胃经。此条经通过额头。

(5) 乳内属胃经,故可治疗内侧的乳腺疾病,如乳腺增生。

四、足太阴脾经

脾足太阴之脉,起于大指之端[1],循指内侧白肉际,过核骨[2]后,上内踝前廉,上端[3]内,循胫骨[4]后,交出厥阴[5]之前,上膝股内前廉,入腹属脾络胃[6],上膈,挟咽,连舌本,散舌下[7];其支者,复从胃,别上膈,注心中[8]。

[1] 大指,指大脚趾。与足阳明胃经终点连接。

［2］核骨,指足大趾本节与跖骨结合凸起之圆骨(关节),形如果核。

［3］内踝前廉,指商丘穴。踹,指腓肠肌部,俗称小腿肚。

［4］胫骨,小腿内侧,较粗;腓骨,小腿外侧,较细。尺骨,手臂里侧;桡骨,手臂外侧。

［5］厥阴,指足厥阴肝经。从膝眼开始到外踝共16寸,8寸以下足厥阴肝经在足太阴脾经前,8寸以上足厥阴肝经在足太阴脾经后。

［6］脾胃相为表里。

［7］舌本,指舌根。连舌根部,分散于舌下。

［8］注心中,与手少阴心经相连接。

足太阴脾经,起于足大趾尖端,沿大趾内侧赤白肉际处,经过大趾本节后的圆骨,向上至内踝的前面,沿小腿胫骨后缘,向上直行,穿过足厥阴肝经,再向上,沿膝、股内侧前缘,进入腹内,入属于脾,并与其相表里的胃相联络,再向上穿过膈膜,挟咽喉两侧,与舌根相连,散于舌下。它的支脉,从胃分出,向上穿过膈膜,而达到心中,与手少阴心经相连。

是动则病,舌本强[9],食则呕[10],胃脘痛,腹胀善噫[11],得后与气,则快然如衰[12],身体皆重[13]。是主脾所生病者,舌本痛,体不能动摇,食不下[14],烦心,心下急痛[15],溏、瘕、泄、水闭、黄疸[16],不能卧,强立股膝内肿厥[17],足大指不用[18]。为此诸病,盛则泻之,虚则补之,热则疾之,寒则留之,陷下则灸之,不盛不虚,以经取之。盛者,寸口大三倍于人迎,虚者,寸口反小于人迎也。

［9］舌本强,舌根僵硬,舌头不能转动。

［10］食则呕,脾不能消化。脾胃相为表里、属络关系。

［11］腹胀,不能消化。噫,指嗳气,吃饭后嘴里反出的气味。

［12］后,大便。气,放屁。此句指大便或者放屁后会感到轻松。

［13］因为脾主四肢,所以脾不适导致四肢沉重。

［14］舌根痛,身体不能摇晃,吃不下东西。吃不下是因为以前吃的食物没有消化。

［15］心下，指胃口。

［16］溏，指便稀。瘕，指不消化，也可能是长东西，如肿瘤等。泄，指水泄。水闭，指小便不利。

［17］不能卧，有两种理解，一是不能躺下，二是睡眠质量不佳。厥，指①气机不顺畅，逆；②寒冷。

［18］不用，指活动不利。

主要病证，表现为舌根强硬，食后呕吐，胃脘部痛，腹部胀，常嗳气，大便及放屁后感到轻快，全身沉重无力。此外还可以有舌根痛，身体不能转动，吃不下东西，心中烦乱，心下疼痛，大便溏泄，或水闭于内，发生黄疸，睡卧不安，勉强站立时股膝内侧肿痛，厥逆发冷，足踇趾不能活动。

治疗疾病小结：

（1）脾主运化，运化水谷。水谷多→水湿凌心→噩梦；水谷多→水湿浸淫肌肉→四肢不动。容易造成失眠，梦魇，醒之后动不了，一般采用灸法，取隐白穴。

（2）本经经过舌根，跟舌相关的疾病也可考虑本经。

（3）脾经注于心，心的毛病可能由脾经导致。如烦心等。

少阴系统

五、手少阴心经

心手少阴之脉，起于心中，出属心系[1]，下膈络小肠[2]；其支者，从心系上挟咽，系目系[3]；其直者，复从心系却上肺，下出腋下，下循臑内后廉，行太阴心主之后[4]，下肘内，循臂内后廉，抵掌骨后锐骨[5]之端，入掌内后廉，循小指之内出其端。

［1］心系，指心与五脏联系之脉络，主要指血管。

［2］小肠与心相为表里。

［3］目系，指眼球与脑相联系的脉络。

［4］太阴，指手太阴肺经。心主，指手厥阴心包经。

［5］锐骨，指小指侧的高骨。

心的经脉叫手少阴经,起于心脏,通过心与五脏联系的络脉,向下穿过膈膜联络小肠。它的支脉,从心脏出发,上挟咽喉,与眼球内连于脑的络脉相联系。直行的经脉,从心与五脏联系的脉络出发,向上至肺,横出腋下,沿上臂内侧后缘,行手太阴肺经及手厥阴心包经的后面,向下经过肘部,沿前臂内侧后缘,而抵达小指掌后的尖骨端,再进入掌内后缘,沿小指的内侧而至指端,与手太阳小肠经相连。

是动则病,嗌干[6]心痛,渴而欲饮,是为臂厥[7]。是主心所生病者,目黄[8]胁痛,臑臂内后廉痛厥,掌中热痛[9]。为此诸病,盛则泻之,虚则补之,热则疾之,寒则留之,陷下则灸之,不盛不虚,以经取之。盛者寸口大再倍于人迎,虚者寸口反小于人迎也。

[6] 嗌干,指咽干、咽痛。咽干伴随心痛,心经有问题;咽干伴随肺有不适,肺经有问题。

[7] 厥,指冷。

[8] 目黄,眼白发黄。

[9] 掌中热,可以取心包经的内关穴治疗。心与心包互相影响。
臑臂内后廉痛厥,指循行部位疼痛,心经循行部位为心→肺→腋下→胁下。如心经有问题,则循行部位会出现疼痛等症状。
主要病证,表现为咽喉干燥,心痛,渴欲饮水,这就是臂厥病。本经所主的心包络发生病证时,可见眼睛发黄,胁肋疼痛,上下臂内侧后缘疼痛或逆厥发冷,掌心热痛。

小结:

(1) 咽与膈都为交通要道,在针灸中非常重要。本条经脉通过咽与膈。

(2) 本条经脉连目系,心脏不好的喜欢闭眼睛。熬夜容易伤眼睛,耗肝血。

六、手太阳小肠经

小肠手太阳之脉,起于小指之端[1],循手外侧上腕,出踝中,直上循臂骨下廉,出肘内侧两骨之间[2],上循臑外后廉,出肩解,绕肩胛，交肩上，入缺盆[3]，络心[4]，循咽下膈[5]，抵胃属小肠；其支者，从缺盆循颈上颊，至目锐眦[6]，却入耳中；其支者，别颊上䪼[7]抵鼻，至目内眦[8]，斜络于颧。

[1] 小指，指手小指，与手少阴心经终点连接。

[2] 肘部外侧两块小骨头之间。

[3] 锁骨附近的两处凹陷。

[4] 小肠与心相为表里，小肠经联络心。

[5] 咽与膈都为交通要道，在针灸中起到重要作用，本经脉通过咽与膈。

[6] 目锐眦，指外眼角。

[7] 䪼(音浊)，指眼眶的下方，包括颧骨内连及上牙床的部位。

[8] 目内眦，指内眼角，与足太阳膀胱经相连接。

　　小肠的经脉叫手太阳经，起于小指的尖端，沿手外侧经过腕部小指侧的高骨，径直向上，沿前臂骨下缘，到达肘内侧两骨间，再向上沿上臂外侧后缘，到达肩骨与上臂骨相接的骨缝处，绕过肩胛，左右交于肩上，入缺盆，联络于小肠相表里的心脏，沿咽喉下行，通过膈膜到胃，再向下入属小肠。它的支脉，出缺盆，沿颈部上颊，到眼外眦，而后进入耳中；另一支脉，从颊部别出，由眼眶下达鼻部，再至眼内眦，斜络于颧部。

　　是动则病，嗌痛颔肿[9]，不可以顾[10]，肩似拔，臑似折[11]。是主液所生病者，耳聋目黄颊肿，颈颔肩臑肘臂外后廉痛[12]。为此诸病，盛则泻之，虚则补之，热则疾之，寒则留之，陷下则灸之，不盛不虚，以经取之。盛者人迎大再倍于寸口，虚者人迎反小于寸口也。

[9] 颔，俗称下巴。

[10] 不能够回头。

[11] 循行部位肩部、手臂疼痛如折断。

[12] 循行经过的部位疼痛。

　　主要病证，表现为咽喉疼痛，口颊肿，颈部转侧不利，肩部疼痛，如被拔扯了一样，上臂疼痛如折断了一样。耳聋，眼睛发黄，口颊肿,在颈部、口颊、肩部、上臂、肘部、前臂的外后缘疼痛。

小结:

(1) 本条经脉联络脏腑:心、胃、小肠;联络其他部位:肩、耳朵、内外眼角;本经通过咽与膈。

(2) 本条经脉又称"肩脉",循行绕肩,与肩的关系密切,所以可以治疗肩胛骨周围疼痛等病证。肩,是人身体中活动范围较大的部位。

(3) 本条经脉循行到达耳朵,可以用来治疗与耳朵有关的疾病,如耳鸣、幻听等。

(4) 本条经脉循行到达内外眼角,可以用来治疗眼睛方面的疾病,如目黄。

七、足太阳膀胱经

膀胱足太阳之脉,起于目内眦,上额交巅[1];其支者,从巅至耳上角;其直者,从巅入络脑[2],还出别下项,循肩髆内[3],挟脊抵腰中[4],入循膂[5],络肾属膀胱[6];其支者,从腰中下挟脊,贯臀入腘中;其支者,从髆内左右,别下贯胛,挟脊内,过髀枢[7],循髀外,从后廉下合腘中[8],以下贯踹内,出外踝之后,循京骨[9],至小指外侧[10]。

[1] 巅,指头顶正中点,当百会穴处。

[2] 本经联络脑,从内部进入。

[3] 项,脖子后面称项。颈,脖子前面称颈。肩髆,指指肩胛部。

[4] 脊柱为督脉,脊柱旁开 1.5~2 寸为膀胱经。

[5] 循膂,指腰两侧的两块肌肉。

[6] 膀胱与肾相为表里。

[7] 别下贯胛,指环绕肩胛骨。髀,股部。髀枢,即股骨上端的关节部位,相当于环跳穴处。

[8] 腘中,指膝盖后侧的凹陷处。

[9] 京骨,指足小趾外侧本节后突出的半圆形骨头。

[10] 至小指,指与下一条经足少阴肾经相连。

膀胱的经脉叫足太阳经,起自眼睛的内眼角,向上经过额部,交会于头项。它的一条支脉从头顶到耳上角,直行的经脉从头顶入内络脑,又从脑部复出,下行后项部,沿肩髆内侧,挟行脊柱两旁到达腰部,入深层,沿着脊柱两旁的肌肉行走,而联络于与膀胱相表里的肾脏,入属于膀胱;又一支脉,从腰部下行,沿脊柱两旁向下,通过臀部而进入腘窝;还有一支脉,沿肩髆内侧从左右两侧(经过附分穴、魄户穴)挟脊柱下行,过髀枢,沿大腿外侧后缘继续下行,与前面叙述的那条支脉在腘窝中相会,由此再向下经小腿肚(腓肠肌),出于足外踝的后面,沿小趾本节后的圆骨到小趾外侧尖端,与足少阴肾经相接。

本条经脉循行联络脏腑:肾、膀胱;其他部位:眼睛、耳朵、脑、项、肩、脊、腰、腿。粗略地说,站立时整个背部可以看作是太阳经。太阳经是分布面积最大的经脉。

是动则病,冲头痛[11],目似脱[12],项如拔[13],脊痛,腰似折,髀不可以曲,腘如结[14],踹如裂[15],是为踝厥。是主筋所生病者,痔疟[16]狂颠疾[17],头囟项痛[18],目黄泪出,鼽衄[19],项背腰尻腘踹脚皆痛[20],小指不用[21]。为此诸病,盛则泻之,虚则补之,热则疾之,寒则留之,陷下则灸之,不盛不虚,以经取之。盛者人迎大再倍于寸口,虚者人迎反小于寸口也。

[11] 后头痛。治疗头痛小结:后头痛足太阳膀胱经,头顶痛足厥阴肝经,额头痛足阳明胃经。两侧头痛足少阳胆经。

[12] 目似脱,本经的精明穴可用于治疗眼部的问题。

[13] 项如拔,紧,不能动。脊柱疼痛,腰像折断一样疼痛,大腿关节不可以弯曲。

[14] 腘,指膝屈处,俗称膝弯。此句指腘部筋脉有捆绑感,不能随意运动。

[15] 小腿像裂开一样疼痛。踝厥,病证名。腘如结,踹如裂等症,是因本经经气失常,从外踝部向上厥逆所致,故称踝厥。

[16] 本经可用于治疗痔疮。疟疾,指寒热往来。疟,古时指一会儿热,一会儿冷。

[17] 精神方面的疾病。

[18] 头囟,头顶部。本经可用于治疗头顶痛。

[19] 迎风流泪。鼽衄,指鼻子出血。

[20] 循行部位疼痛。

[21] 小脚趾活动不灵活。

　　本经主要病证,表现为头顶痛,眼睛好像要脱出,颈项如被扯拔一样,大腿不能屈曲,腘窝如打了结一样,运动不灵活,小腿肚疼痛得像裂开一样,这种病叫踝厥。痔疮、疟疾、狂病、癫痫、头脑内及颈部疼痛,眼睛发黄,流泪,鼻塞流涕或流血,颈、背、腰、臀、腘窝、足跟等循经部位疼痛,小趾不灵活。

　　小结:

　　(1) 此条经脉可以治疗头痛,主要是头顶痛,头两侧痛。

　　(2) 本经可以治疗痔疮。

　　(3) 本经可以治疗循行部位的疼痛等症状。如委中穴,可以用于治疗背部疼痛。

　　(4) 本经可以用来治疗迎风流泪、鼻子出血等。

　　(5) 本经主要分布于身体背部,是分布面积最大的经脉。

八、足少阴肾经

　　肾足少阴之脉,起于小指之下[1],邪走足心[2],出于然谷之下[3],循内踝之后,别入跟中,以上踹内,出腘内廉,上股内后廉,贯脊属肾络膀胱[4];其直者,从肾上贯肝膈[5],入肺中,循喉咙,挟舌本[6];其支者,从肺出络心,注胸中[7]。

[1] 与足太阳膀胱经终点连接。

[2] 邪,指斜。足心,为涌泉穴,井穴。

[3] 然谷,荥穴。

[4] 膀胱与肾相为属络关系。

[5] 膈在针灸中起到很重要的作用。久病及肾,久病突然打嗝,
　　意味着快要死了,因为肾气已绝。

[6] 舌本,舌根部。

[7] 与下一条经手厥阴心包经相连。

肾的经脉叫足少阴经,起于小趾下,斜走至足心,出内踝前大骨下的然谷穴,沿内踝后,别出一支至足跟,由此向上至小腿肚内侧,出腘窝内侧,再向上至股部内侧后缘,贯穿脊柱,会属肾脏,联络与本脏相表里的膀胱;它的直行经脉,从肾脏上行,贯穿肝脏,通过隔膜,进入肺中,沿喉咙,挟行至舌两旁的脉,而终于舌根;有一支脉,从肺向下走,联络于心,进入胸中与手厥阴心包经相接。

本经联络脏腑:肾、膀胱、肝、心;其他部位:足、腿、脊、喉咙;本经通过咽,通过膈。

是动则病,饥不欲食[1],面如漆柴[2],咳唾则有血,喝喝而喘[3],坐而欲起,目䀮䀮如无所见[4],心如悬若饥状[5],气不足则善恐,心惕惕如人将捕之,是为骨厥[6]。是主肾所生病者,口热舌干[7],咽肿上气,嗌干及痛[8],烦心心痛[9],黄疸肠澼,脊股内后廉痛,痿厥嗜卧,足下热而痛[10]。为此诸病,盛则泻之,虚则补之,热则疾之,寒则留之,陷下则灸之,不盛不虚,以经取之。灸则强食生肉,缓带披发,大杖重履而步[11]。盛者寸口大再倍于人迎,虚者寸口反小于人迎也。

[1] 与饮食消化有关的疾病,可以考虑胃经、脾经、肾经。

[2] 皮肤发黑。如果是颜面局部发黑,足阳明胃经有问题。面部上面黑,足阳明胃经;下面和两侧黑,足少阴肾经。

[3] 本经联络到肺,所以有此症状,可以考虑本经。吸气——肝、肾(主要);呼气——心、肺(主要)。

[4] 䀮䀮,指迷糊,由于精气不足所致。

[5] 心理上的感觉,心里悬着,独自空空,感到害怕。因为本经贯脊,入脑,络心,所以上述症状可以考虑本经治疗。

[6] 肾主骨,因本经经脉之气失常,上逆而出现的证候。

[7] 口干,缺乏津液;热气进入经脉。金津玉液,指涌出唾液的部位。

[8] 本经循行通过喉咙,如喉咙痛,可以在少商穴放血治疗。咽

肿,扁桃体炎——虚热——阴经。(又称虚火)慢性咽炎,也可以考虑肾比较虚。

[9] 本经联络心,可用于治疗心痛。

[10] 痿厥,冷。痿,指肌肉萎缩无力。嗜卧,喜欢睡觉。

[11] "灸则强食生肉,缓带披发,大杖重履而步。"此句除肾经外其他经脉中没有。意思是,采用灸法治疗后能够大块吃肉,放松身上的束带,披着头发,执着手杖,穿着很沉重的鞋子,可以缓步而行。

本经主要病证表现为虽饥饿但不想吃东西,面色晦暗,咳唾液带血,喘息有声,不能平卧,眼睛视物不清,心情不安,如悬空似的,如似有饥饿之感,肾气虚的,容易产生恐惧情绪,心中惊惕不安,如像有人将要逮捕自己,这样的病证叫骨厥。口热舌干,咽部肿大,气向上逆(打嗝),喉咙干燥疼痛,烦躁心痛,黄疸,大便泻痢,脊柱及股内后缘痛,下肢痿软厥冷,喜欢睡卧,足心发热而痛。

小结:

(1) 肾经与膀胱经在人体中是比较重要的经脉。因为人直立行走,力量从足跟起,小腿两条肌肉支撑全部身体的重量,而这两条正好是肾经和膀胱经循行经过的部位。

(2) 本经可以治疗饮食消化、咳唾有血、喝喝而喘、咽肿,扁桃体炎、慢性咽炎、心痛等病证。

(3) 本经可以治疗循行部位的疼痛等症状。

厥阴系统

九、手厥阴心包经

心主手厥阴心包络之脉,起于胸中,出属心包络[1],下膈,历络三焦[2];其支者,循胸出胁,下腋三寸,上抵腋,下循臑内,行太阴少阴之间[3],入肘中,下臂,行两筋之间,入掌中,循中指出其端[4];其支者,别掌中,循小指次指出其端[5]。

［1］心包络,指心包膜周围的血管等组织。

［2］三焦与心包相为表里。历,有经历的意思。历络三焦,指自
胸至腹,依次联络上、中、下三焦。

［3］到达腋下三寸的部位,天池穴,再上达腋下,沿臂内,手太阴
肺经和手少阴心经之间。

［4］两筋指手腕处活动时凸起的两条筋。

［5］小指次指,指无名指,与手少阳三焦经相连。

心包络的经脉叫手厥阴心包经,起于胸中,从心包络出发,向下穿过隔膜,依次历经上中下三焦,并与之相联系。它的一条支脉,从胸部起,走胸外侧,当腋下向上至腋窝,向下再沿上臂内侧,行走于手太阴肺经及手少阴心经之间,进入肘中,向下到前臂,沿两筋之间,进入手掌,沿中指直达尖端;另一支脉,从掌中别出,沿无名指直达尖端与手少阳三焦经相接。

本经联络脏腑:心包、三焦;其他部位:胸、臂;本经不通过咽,不通过膈。

是动则病,手心热[6],臂肘挛急,腋肿,甚则胸胁支满,心中憺憺大动[7],面赤目黄,喜笑不休[8]。是主脉所生病者,烦心心痛[9],掌中热。为此诸病,盛则泻之,虚则补之,热则疾之,寒则留之,陷下则灸之,不盛不虚,以经取之。盛者寸口大一倍于人迎,虚者寸口反小于人迎也。

［6］手心的冷热,不正常可能是心包经有问题。

［7］胸胁支满,指胸水满、胸闷等症状。憺,震撼。心中憺憺大动,形容心跳剧烈心悸不宁。

［8］心主喜,心主神明(中医)。喜笑不休,可能是心包经出了问题。

［9］心包经主要指实质的心脏,可以治疗心脏病,可以通过循查手的上臂、下臂判断,如疼痛,可能心脏有问题。

本经主要病证表现为手心发热,臂肘部肌肉痉挛,腋下肿,病情严重的胸中及胁下胀满,心中动荡不安,面红目黄,喜笑不休。心烦,心痛,掌心发热。

小结:手厥阴心包经与手少阴心经,前者主要指实质上的心

脏,后者主要指情志方面。手厥阴心包经可治疗某些汗多的病证,一方面因为心主汗,另一方面因为厥阴经起到开合的枢纽作用,流汗是内外开合交流的过程。

十、手少阳三焦经

三焦手少阳之脉,起于小指次指之端[1],上出两指之间[2],循手表腕,出臂外两骨之间,上贯肘[3],循臑外上肩,而交出足少阳之后,入缺盆,布膻中[4],散落心包[5],下膈,循属三焦;其支者,从膻中上出缺盆,上项,系耳后,直上出耳上角,以屈下颊至𫐄[6];其支者,从耳后入耳中,出走耳前,过客主人前,交颊,至目锐眦[7]。

[1] 与手厥阴心包经终点连接。

[2] 两指之间,指小指、无名指之间。

[3] 贯,指从里面通过。

[4] 膻中,指胸中。

[5] 三焦与心包相为表里。

[6] 屈,屈折,环绕之意。𫐄,人体部位名,指眼眶下面的骨。相当于解剖学上的上颌骨与颧骨构成眼眶的下侧部分。

[7] 本经与耳朵关系密切,循行路线经过耳朵周围,耳朵里面,主治耳朵的疾病,如耳聋、听力下降等症状。本经循行终点到外眼角。

三焦的经脉叫手少阳经,起于无名指尖端,向上自小指和无名指之间走出,沿手背经过腕部,再走于前臂外侧两骨中间,向上穿过肘部,沿上臂外侧向上经过肩部,而于足少阳胆经的后面相交,入缺盆,行经膻中穴,联络心包,向下穿过隔膜,按次入属上中下三焦;它的一条支脉,从膻中穴向上,出缺盆,再往上经项部,连耳后,直行向上,出耳上角,再屈曲下行到口颊,而后抵达眼眶下部;又一支脉,从耳后进入耳中,自耳前走出,经过客主人穴,向前交于口颊部,而后到达外眼角,与足少阳胆经相接。

本经联络脏腑:心包、三焦;其他部位:胸、臂;不通过咽,通过膈。

是动则病,耳聋浑浑焞焞[8],嗌肿喉痹[9]。是主气所生病者,汗出,目锐眦痛,颊痛,耳后肩臑肘臂外皆痛,小指次指不用[10]。为此诸病,盛则泻之,虚则补之,热则疾之,寒则留之,陷下则灸之,不盛不虚,以经取之。盛者人迎大一倍于寸口,虚者人迎反小于寸口也。

[8] 浑浑焞焞,形容听觉模糊不清。

[9] 咽喉肿痛。

[10] 循行部位疼痛,无名指活动不灵活。

本经主要病证表现为耳聋,轰轰作响,咽肿,喉痹,出汗,眼外角痛,口颊痛,耳朵后面及肩、上臂、肘、前臂外侧痛,无名指不能活动。

小结:本经循经通过耳前耳后,常用于治疗耳朵的疾病,如耳聋、弱听、耳鸣等。

十一、足少阳胆经

胆足少阳之脉,起于目锐眦,上抵头角,下耳后[1],循颈,行手少阳之前,至肩上,却交出手少阳之后,入缺盆[2];其支者,从耳后入耳中,出走耳前,至目锐眦后;其支者,别锐眦,下大迎,合于手少阳,抵于䪼,下加颊车[3],下颈,合缺盆,以下胸中,贯膈络肝属胆,循胁里,出气街,绕毛际,横入髀厌中[4];其直者,从缺盆下腋,循胸过季胁[5],下合髀厌中,以下循髀阳[6],出膝外廉,下外辅骨之前,直下抵绝骨之端[7],下出外踝之前,循足跗上[8],入小指次指之间;其支者,别跗上,入大指之间,循大指岐骨内,出其端,还贯爪甲,出三毛[9]。

[1] 本经通过耳朵,有进有出,只要记住循行通过耳朵即可。

[2] 手少阳,指手少阳三焦经。缺盆,指颈两侧的凹陷。

[3] 向下通过颊车。

[4] 通过膈,络肝属胆。二者相为表里关系。毛际,指耻骨部的阴毛处。髀厌,即髀枢。

[5] 循胸过季胁,通过胸的外侧,两腋之下。

[6] 髀阳,人体部位名,大腿外侧。髀指股部,阳指外侧。

[7] 绝骨,又名悬钟。定位:在小腿外侧,当外踝尖上3寸,腓骨
   前缘稍前方。

[8] 足跗,指脚背。

[9] 至足大趾长有汗毛处,与肝经相连。

　　胆的经脉叫足少阳经,起于眼外角,向上抵达额角,折向下
至耳后,在颈部沿手少阳三焦经的前面,继续下行至肩部,又复交
叉至手少阳三焦经的后面,进入锁骨上窝,向前行在足阳明胃经
的外面;它的一条支脉,从耳后分出,进入耳中,再走在耳前,行至
眼外角的后面;另又一支脉,从眼外角分出,向下到大迎穴附近,
与手少阳三焦经会合而行抵眼眶下部,经颊车穴上面,再向下,经
过颈部,而与本经前述进入缺盆的经脉相会合,然后下经胸部,穿
过隔膜,而联络于肝脏,并与本府胆相联。再沿着胁肋,下行至足
阳明大肠经的气街穴,绕过阴毛的边缘,而横入环跳穴。直行的
经脉,从缺盆下至腋部,沿胸部过季胁,向下再与前述的支脉会合
于环跳穴。由此再向下,沿股外侧,至膝部外侧,向下经膝部外侧
高骨的前面,直下达外踝上,在外踝的前面进入足背,沿足背而终
于足第四趾尖端。另一支脉,在足背上分出,走向大趾,沿大趾,
次趾的骨缝,至大趾尖端长汗毛处,与足厥阴肝经相接。

　　是动则病,口苦,善太息,心胁痛不能转侧,甚则面微有尘,
体无膏泽,足外反热,是为阳厥。是主骨所生病者,头痛颔痛,目
锐眦痛,缺盆中肿痛,腋下肿,马刀侠瘿,汗出振寒,疟,胸胁肋髀
膝外至胫绝骨外踝前及诸节皆痛,小指次指不用。为此诸病,盛
则泻之,虚则补之,热则疾之,寒则留之,陷下则灸之,不盛不虚,
以经取之。盛者人迎大一倍于寸口,虚者人迎反小于寸口也。

　　本经主要病证,表现为口苦,常常叹气,胸胁疼痛不能转动
翻身,病情严重的,面部像罩有尘垢,全身皮肤失其润泽,足的
外侧发热,这叫做阳厥病。头痛,下颔痛,外眼角痛,缺盆肿痛,腋
部肿,出汗,寒战,疟疾,在胸、胁、肋、膝的外侧,直到胫骨,外踝上

的凹陷处及外踝前面、各关节等部位均可发生疼痛,足四趾不能活动。

小结:

本经联络脏腑:肝、胆;其他部位:眼睛、头、耳朵、足、腿;本经通过咽,通过膈。本经可治疗少阳经造成的偏头痛。

十二、足厥阴肝经

肝足厥阴之脉,起于大指丛毛之际,上循足跗上廉,去内踝一寸,上踝八寸,交出太阴之后,上腘内廉,循股阴入毛中,过阴器,抵小腹,挟胃属肝络胆,上贯膈,布胁肋,循喉咙之后,上入颃颡,连目系,上出额,与督脉会于巅;其支者,从目系下颊里,环唇内;其支者,复从肝别贯膈,上注肺。

肝的经脉叫足厥阴经,起于足大趾爪甲横纹后的丛毛处,向上沿足背上缘上行至距内踝前一寸,再走至踝上八寸,与足太阴脾经相交后,复交出太阴经的后面,向上到腘窝内侧,再沿股内侧,入阴毛中,左右相交,环绕阴器,抵达小腹,继续向上行,沿胃的两侧挟行,与肝相接属,并联络于胆,再向上穿过隔膜,散布于胁肋,沿喉咙的后面,向上进入喉咙,通过眼睛,上出额部,而与督脉会合于头顶;它有一支脉,从眼睛向下到口里,环绕于口唇的内部;另一支脉,从肝脏分出,穿过隔膜,上注于肺中。

是动则病,腰痛不可以俯仰,丈夫㿗疝,妇人少腹肿,甚则嗌干,面尘脱色。是主肝所生病者,胸满呕逆飧泄,狐疝遗溺闭癃。为此诸病,盛则泻之,虚则补之,热则疾之,寒则留之,陷下则灸之,不盛不虚,以经取之。盛者寸口大一倍于人迎,虚者寸口反小于人迎也。

主要病证,表现为腰痛不能俯仰,男的可发生阴囊肿大的㿗疝病,女的下腹肿大,病情严重的咽喉干燥,面部如蒙尘垢无光泽。出现胸部胀满、呕吐、呃逆、腹泻,出现狐疝病,遗尿或尿闭。

小结:现代人肝胆经出现问题的比较多,原因是工作压力大、生活节奏快、经常熬夜。经常压抑情绪或火气较大的也都会造成肝胆经的问题。肝胆经与男女生殖系统关系密切。

常见判断方法：

(1) 大脚趾向外侧倾斜，可能是长时间压抑情绪，说明肝经出现问题。

(2) 脚背外侧突起或血管发青，说明胆经出现问题。

(3) 其他判断方法也主要是在循行路线上探查，是动则病。

自我调节方法：

(1) 保持心情愉快，学会释放压力。

(2) 按时作息，不熬夜。

(3) 不纵欲，保持规律性生活。

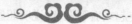

大约在十年前,那时我还是学生,经常在中医的 QQ 群里聊天,其中有一位金谷子前辈,多次指出会书写病案,才能真正学会看病,当时很不以为然,数年过后,方知金谷子老师是过来人,一个好的病案书写,不论是对患者、对自己还是后来的学习者,都有莫大裨益,个中缘由,读者请自己体会,此处附一个病案。

女,50 岁,诉背痛数年,日夜均痛,疲倦时加重。

诊:

十六点整体评估为 C 级。

望:忧愁貌,面有微尘,双眼若含泪水,眼神执着。

足大趾变形,手厥阴青筋暴露,足跟干燥发白,细裂纹。

切:手足厥阴痛 D 级,足太阴痛 C 级,足少阳痛甚于足阳明。

问:情志不畅史数年,大便溏薄数年,每每因出差而缓解。

断:

厥阴、太阴并病,本在太阴,标在厥阴,当先治标去其约束,后治其本,巩固疗效。

整体为 C 级,故可以直接治疗有病经络。

治疗经过:

前 3 次厥阴为主,太阴为辅,3 次后,厥阴与太阴交替治疗。

5 次时背痛十去其五,10 次时背痛基本解除,后,巩固治疗 10 次(调理足少阴 3 次)。

体会:

背痛,人们常常当作肌肉或骨骼系统疾病治疗,故常循经取穴,甚或直接局部取穴,然而,如果背痛由于内科疾病引起,这种治疗方法效果将微乎其微。背痛，虽痛在背，其因可能不在背而在腹部。断不可先入为主，执着成见。此例厥阴太阴并病背痛，在针刺时，常常排气，排气后感觉痛减，所谓"得后与气，快然如衰"，病本在足太阴无疑义矣。

　　本病例，望诊与切诊已基本能确定为厥阴、太阴并病，问诊时诉，每于出差时腹泻好转，联想至出差时，精神压力小，心情放松，故足厥阴经好转，对足太阴影响较小。三诊合参，诊断明确，治依理法，故病情逐渐好转。

附四 《黄帝内经》古典针灸诊治单

正面

个人情况	姓名		性别		年龄	
	工作		职务		手机	
	地址				E-mail	

主诉：

现病史：

	先天	后天	望	问	切
手太阴					
手阳明					
足阳明					
足太阴					
手少阴					
手太阳					
足太阳					
足少阴					
手厥阴					
手少阳					
足少阳					
足厥阴					

经络
摘要

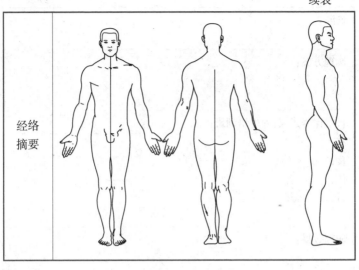

背面

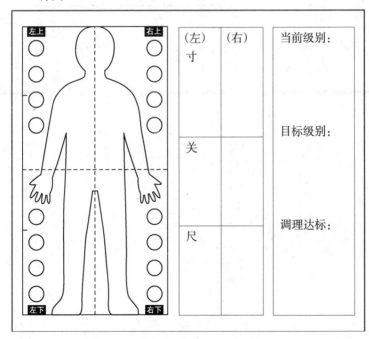

	(左)	(右)	当前级别：
寸			
关			目标级别：
尺			调理达标：

诊断：	
调理方案：	

日常保养建议:养生培训班：		
衣：		
食：		
住：		
行：		

调理效果：

患者签名：	医师签名：

附五　自学《黄帝内经》指引——按图索骥

　　在中国历史再也不可能有那么一本医书，几千年来一直被奉为圭臬，一直滋养着后学，越陈越香，却又日久弥新，日新又新。就是这样一本书，散发着魔力，多少人为之皓首，如痴如狂，多少书为之发微，如琢如磨。《黄帝内经》，在中医、针灸的发展史上似乎既是源头，也是终点。

　　浸淫于《黄帝内经》，尤其是其中针灸部分，略有心得，想来总觉几分幸运，加之方法得当，不敢私密，特与有缘。

　　《黄帝内经》分为两部——《灵枢》与《素问》，熟悉《黄帝内经》的人都知道，《黄帝内经》由不同时期、不同地域的文献汇编而成，不可避免就有流派的差别，对于针灸理论来说《灵枢》与《素问》就存在很大的差别。《灵枢》古称《针经》重点阐述针灸理论，因此，我们学习《黄帝内经》针灸必须首先看《灵枢》，等学习《灵枢》具备一定基础后，再学习《素问》中针灸部分，这样才能少走弯路。

　　然而，学习《灵枢》亦非易事，因为《灵枢》八十一篇文章，文辞古奥，常常让人似懂非懂，即使读懂含义，也难达深意。究其原因，主要在于不知《灵枢》针灸内在逻辑结构，再加上《灵枢》针灸内部也存在不同派别，针灸理论本身存在差别，互相干扰，使人丈二金刚摸不着头脑。

　　所幸《灵枢》编者深恤后学，早早遗下学习纲领，只是后来之人，未明其苦心，不得要领，或者得其要领者秘而不宣，《灵枢》针灸不传久矣。

　　《灵枢·官能》一篇，以针灸诊疗之理，总该全书要旨，实是针灸学习之指南。首先要搞清楚,这篇文章的结构,重点在于"刺道毕矣"和"针论毕矣"两段,前者是道,是要旨,是核心理论,后者是"论",是前者的阐发,是具体说明。

用针之理,必知形气之所在,左右上下,阴阳表里。此一句"形气之所在"是核心,是针灸诊疗之第一步,所以特提出放于句首,而"左右上下,阴阳表里"是"形气之所在"的具体化。顺着这一句,我们可以在《灵枢》中去寻找阐述"形气之所在"的文章,比如《邪气藏腑病形第四》《寿夭刚柔第六》《经脉第十》《五邪第二十》等都是说明或教给我们形气之所在的文章。

接下来"血气多少,行之逆顺"一句话就各自代表一方面的文章,比如说"血气多少"主要是指《经水第十二》《五音五味第六十五》《九针论第七十八》等,"行之逆顺",主要是指《逆顺肥瘦第三十八》《逆顺第五十五》等。

方法就是这么简单,希望读者能够举一反三,如此按图索骥,按照《官能第七十三》次序反复多次阅读《灵枢》,自然就会对《灵枢》的篇章结构有更深刻的认识,也为进一步了解《灵枢》针灸的理论体系打下了坚实的基础。 ——

后 记

　　因缘聚合，这本书行将出版，虽然只是一本小书，但也算是人生体会的一个阶段性小结，来之不易。在出版之前，有很多话想说，有很多人想要感谢。

　　为什么写这么一本书，在最后必须要有一个交代了。

　　我是针灸的受益者，更是中国传统文化的受益者。然而对于普通人来说，针灸的学习，乃至传统文化的学习，都是困难的事情，也因为困难，很多人面对祖先的宝贵遗产，也只能望而却步。因此，如何找到针灸学习的捷径，乃至传统文化学习的捷径，一直是我思考的问题。"道"，所共由也，能不能通过针灸这门技术的学习，进而体会传统文化的精髓，对其他传统文化的内容触类旁通？这是我思考和实践的另一个问题，《缘术入道——开启古典针灸之门》这本小书正是试图解决这两个问题。

　　饮水思源，我想介绍和感恩这本书思路的主要来源。

　　严格地说，之所以有这本书，是来源于我生活的全部，正是生活中遇到的形形色色的人和事，造就了这本书。这样的说法是绝对正确，但是，过于泛泛，既无法表达我的感激之情，也堵住了后来人的学习门径。

　　这本书主要继承了《黄帝内经·灵枢》的思想，也受到远在美国的马云涛先生的影响，同时我更由衷地感谢我的导师黄龙祥教授，他是真正的学者，为人师表，他做到了，非常幸运能够碰上这样的导师。毋庸讳言，血液里流淌的十代中医的思维与信心，是促使我不断思考不断前进的根本动力。另外，

175

各种新针灸疗法的创立者,比如针刀的创立者朱汉章老师,浮针的发明人符仲华老师都引发了我对针灸实质的深入思考。最后,说句大实话,一切经验来自于患者!

　　这本书前后酝酿了三年,之所以最终能出版,必须感谢任超先生、宋军花女士和张科先生,正是他们对本书的认可,方能顺利出版。书中的漫画是由美丽的设计师孙睿绘制,精美的图片是由摄影师段正军先生和模特李金来先生通力合作完成,在此一并表示衷心的感谢!

　　每个成功男人的背后,都有一个成功女人的领导,感谢我家中的女领导,正是她的大度和无为而治,给了我足够的自由,天马行空,迸出思想的火花!

　　书不尽言,言不尽意,所有的感激都是挂一漏万,衷心祝福所有帮助过我的人!最后也祝愿所有的读者福寿安康,智慧增长!